DU

CANCER DE L'UTÉRUS

AU POINT DE VUE

DE LA CONCEPTION

DE LA GROSSESSE ET DE L'ACCOUCHEMENT

PAR

Le Dr Gustave CHANTREUIL

Chef de Clinique d'accouchements de la Faculté,
Ancien interne lauréat des hôpitaux et de la Maternité de Paris,
Lauréat de la Faculté de médecine (médaille d'argent),
Membre de la Société anatomique.

PARIS
ADRIEN DELAHAYE, LIBRAIRE-ÉDITEUR
PLACE DE L'ÉCOLE-DE-MÉDECINE

1872

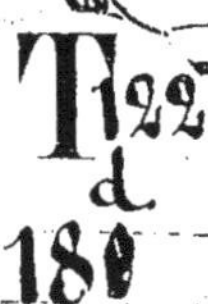

CONTRIBUTIONS A L'HISTOIRE

DU CANCER DE L'UTÉRUS

AU POINT DE VUE

DE LA CONCEPTION, DE LA GROSSESSE

ET DE L'ACCOUCHEMENT

DU

CANCER DE L'UTÉRUS

AU POINT DE VUE

DE LA CONCEPTION

DE LA GROSSESSE ET DE L'ACCOUCHEMENT

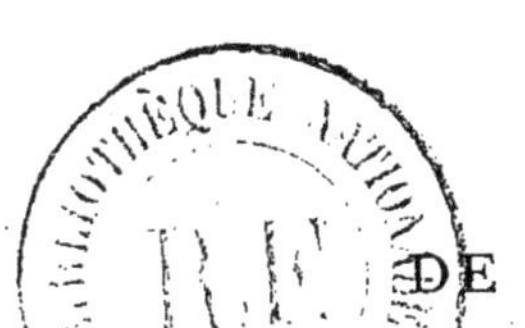

PAR

Le Dr Gustave CHANTREUIL

Chef de Clinique d'accouchements de la Faculté,
Ancien interne lauréat des hôpitaux et de la Maternité de Paris,
Lauréat de la Faculté de médecine (médaille d'argent),
Membre de la Société anatomique.

PARIS
ADRIEN DELAHAYE, LIBRAIRE-ÉDITEUR
PLACE DE L'ÉCOLE-DE-MÉDECINE

1872

CONTRIBUTION A L'HISTOIRE

DU

CANCER DE L'UTÉRUS

Au point de vue de la conception, de la grossesse et de l'accouchement.

Nous avons été témoin, durant notre clinicat, d'un cas intéressant de cancer du col de l'utérus pendant la grossesse, qui s'est terminé par la mort de la mère et de l'enfant. Ce cas malheureux a provoqué de notre part une série de recherches sur les faits analogues observés soit par nos maîtres, soit par nos confrères. C'est le résultat de ces recherches que nous nous proposons d'exposer dans ce travail aussi brièvement que possible.

Les rapports que nous voulons saisir et établir entre le cancer de la matrice et les différentes phases de la conception avaient préoccupé les auteurs les plus anciens; nous en trouvons des preuves irrécusables dans leurs œuvres.

Hippocrate (1) affirme que l'utérus peut être affecté de carcinome véritable et que cette maladie n'empêche

(1) Περί γυναικείων, lib. II.

pas la grossesse de se produire, d'arriver même à terme; mais il reconnaît qu'une telle tumeur rétrécit les voies génitales et peut rendre l'accouchement difficile.

Rœderer (1) s'exprime ainsi : « Dans le cas où une portion seulement de l'utérus est envahie par le squirrhe et où l'un des ovaires est resté sain, la grossesse peut exister, mais on doit avoir des craintes sérieuses pour le moment de l'accouchement. »

Dans le *Sepulchretum* ou *Anatomia practica* (2) de Théophile Bonet, nous trouvons la première histoire de ce genre, extraite des observations de Knoblochius, et qui est reproduite dans le livre de Thomas Bartholin (3), en ces termes : « La femme d'un militaire, pâle et abattue, était en travail depuis plus de trois jours sans pouvoir accoucher, lorsque je fus mandé près d'elle. Je constatai dans l'abdomen, au niveau de la région ombilicale gauche, l'existence d'une tumeur dure, volumineuse, résistante au toucher. Après cette observation je doutai de l'heureuse terminaison de l'accouchement. Après avoir employé en vain tous les remèdes usités en pareils cas, l'orifice restant fermé, je songeais à faire l'opération césarienne, quand la femme mourut. L'autopsie démontra qu'il existait une *rupture de l'utérus* et que celui-ci était le siége d'une tumeur squirrheuse d'un développement considérable puisqu'elle s'étendait depuis le fond de l'organe jusqu'à l'orifice interne du col.

(1) De uteri scirrho in Ej. collectione dissert., p. 256.

(2) Tom. II. Genevæ, 1679, lib. III, sect. XXXVIII, obs. III, § 10, p. 1379.

(3) De insolitis partus viis, 1664, cap. III, p. 21.

Dans les *Mélanges des curieux de la nature* (1671, 2e année, Iena, n° CCLIV), on trouve une observation de Simon ayant pour titre : *Rupture de l'utérus pendant le travail de l'accouchement.* « C. W..., âgée de 35 ans, ayant eu quatre enfants, fut prise, après le dernier, de douleurs utérines compliquées d'une toux sèche et d'un amaigrissement prononcé. C'est dans ces conditions qu'elle devint enceinte pour la cinquième fois ; la grossesse parvint à son terme ; les contractions utérines durèrent quatre jours sans résultat. La mère et l'enfant moururent le cinquième jour du travail. L'autopsie démontra l'existence, à gauche, d'une rupture de l'utérus ; à droite, d'une tumeur dure s'étendant jusqu'au col. »

Fabrice de Hilden (1), sous le titre *Ex scirrho matricis difficultas pariendi*, raconte un exemple remarquable de cas de dystocie dû à un squirrhe de l'utérus. « Une dame fut six jours en douleurs, sans que le fœtus pût être expulsé. Quand je fus appelé, je la trouvai à l'agonie. — L'autopsie démontra que l'utérus était rompu et que la tête de l'enfant se trouvait dans la cavité abdominale.

« La difficulté du travail était due à un squirrhe qui avait la grosseur d'une tête d'enfant et adhérait au col de la matrice. » On est en droit de se demander ici, comme dans plusieurs autres observations, s'il s'agissait bien d'un cancer et non d'un corps fibreux.

Dans le *Sepulchretum* de Bonet (t. II, p. 1374, § 6), nous lisons l'observation suivante de Noël, chirurgien de Genève : « Une femme, après un accouchement très-pénible, mourut le jour suivant.

(1) Opera. Francof. 1682, cent. I, obs. 67.

L'utérus fut trouvé fort épais et squirrheux dans tout sonpourtour. »

Le Dr Rau (1), physicien de la ville de Fulda, observa un cas de dystocie causé par la dégénérescence squirrheuse de toute la paroi antérieure de l'utérus. —L'accouchement fut terminé par le forceps. — Mais cette femme, devenue enceinte une seconde fois, mourut pendant le dernier accouchement.

Un nouvel exemple est contenu dans le *Sepulchretum* de Bonet (2) et reproduit dans Morgagni (*De sedibus et causis morborum*, epist. 48, art. 2, p. 533), et dans les *Mélanges des curieux de la nature* (an. 1671, obs. 180, p. 277). L'observation est de J. Dobrzensky. « La femme d'un militaire fut en travail pendant six jours sans résultat ; enfin, brisée par les douleurs, elle succomba. — L'abdomen étant ouvert, Dobrzensky trouva le col de l'utérus gonflé comme par un abcès et laissant écouler un liquide sanieux d'une odeur fétide. » Ici, nous ne croyons pas qu'on puisse, comme le fait Puchelt, regarder cette tumeur du col comme une production squirrheuse. Remarquons, du reste, en passant, qu'il existe dans le travail si souvent cité de cet auteur, une confusion regrettable entre les différentes espèces de tumeurs utérines qui peuvent compliquer la grossesse.

Dans les observations que nous venons de citer, c'est le corps de la matrice tout entier ou en grande partie qui est le siége de la production morbide ; la rupture de l'organe, la mort de la mère et de l'enfant

(1) Cf. Sieboldi Lucinam, t. V, 1, p. 121. Marburg, 1809.

(2) Tom. II, lib. III, sect. XXXVIII, obs. 11, § 3.

en sont les conséquences presque fatales. — La terminaison est plus variable, et la physionomie du travail plus intéressante à étudier dans les cas où le col seulement est envahi par le carcinome. Lorsque la cavité cervicale et les orifices sont atteints, il peut sembler, de prime abord, qu'une lésion aussi grave doive s'opposer à la fécondation ; il n'en est rien cependant. Les nombreux exemples que nous avons recueillis témoignent de la fécondité des femmes placées dans ces tristes conditions. — En y réfléchissant, dit Robert, on n'a pas de peine à comprendre qu'une désorganisation même profonde du col de l'utérus ne mette pas obstacle à la fonction génératrice ; en effet, la seule condition indispensable à son accomplissement, c'est que la partie du sperme qui doit agir sur l'ovule puisse pénétrer, et l'on sait aujourd'hui que le plus petit pertuis peut offrir une voie suffisante. La science possède à cet égard des faits fort extraordinaires dont on ne saurait mettre en doute l'authenticité. Nous pouvons citer à l'appui de cette opinion un passage d'une observation que nous avons recueillie pendant notre internat à la Maternité de Paris. Nous avons vu, dans cet établissement, une femme, enceinte de neuf mois environ, qui présentait, à une petite distance du col utérin, une cloison vaginale complète, sous forme de diaphragme, percée seulement de deux petits orifices latéraux.

Ceux-ci, malgré leur étroitesse, avaient suffi pour livrer passage au sperme et permettre à la fécondation d'avoir lieu.

Dans l'observation suivante le col de l'utérus avait été complétement détruit.

Observation I.

(Dict. des Sciences médic., tome III, p. 592.)

Une femme, âgée de 37 ans, se présente, le 1er septembre 1811, à l'hôpital de la Charité, avec une perte de sang excessive, pour laquelle elle vient réclamer les secours de la médecine : cette perte date de huit mois et demi; elle s'est renouvelée depuis cette époque un grand nombre de fois, pour les causes les plus légères, et presque toujours le lendemain et le surlendemain du coït. La malade est d'une pâleur extrême, et néanmoins elle n'est pas très-maigre ni très-affaiblie; elle n'a rien perdu de sa gaieté naturelle ni de son appétit; son pouls est grand, fort et un peu fréquent; toutes ses fonctions sont dans le meilleur état; elle n'éprouve et n'a jamais éprouvé la plus légère souffrance; enfin elle se plaît à répéter à tous ceux qui l'interrogent qu'elle n'est pas malade; il lui tarde de n'être plus sujette aux hémorrhagies utérines pour retourner à ses occupations de cuisinière qu'elle n'avait jamais interrompues avant son entrée à l'hôpital. Elle croit être enceinte, et l'on remarque, en effet, dans le côté gauche de l'hypogastre, une tuméfaction considérable qui paraît formée par le développement de la matrice; mais la fréquence des pertes et l'état d'anémie où la malade paraît réduite, éloignent toute idée de grossesse; il existe d'ailleurs, dans les intervalles des hémorrhagies, un écoulement ichoreux fétide très-abondant. Plusieurs personnes instruites reconnaissent par le toucher que le col est entièrement détruit : on ne trouve à la place qu'un très-large ulcère, à surface inégale, anfractueuse, dans lequel on ne distingue pas même l'orifice utérin. M. le professeur Dubois, qui a touché la malade quatre mois avant son entrée à la Charité, l'a jugée atteinte d'un ulcère à la matrice et lui a prescrit les remèdes qui sont généralement employés dans le traitement de cette affection. On ne voit donc rien de mieux à faire que de continuer les mêmes remèdes. Vingt et quelques jours se passent sans aucun changement; la malade, souvent questionnée et soigneusement observée, ne se sent jamais la plus légère douleur; elle dort bien et mange de bon appétit; elle n'est incommodée que par la fétidité de son écoulement, dont ses linges sont presque toujours infectés. De temps à autre il lui arrive encore de perdre, dans le courant de la journée, ou dans la nuit, plus d'une pinte de sang pur, en gros caillots d'un rouge vif. Ces hémorrhagies ne sont, au reste, accompagnées d'aucun malaise, mais seulement d'une diminution progressive des forces. Le 22 septembre, à sept heures du matin, elle est prise tout à coup, et pour la première fois, de douleurs violentes dans les reins et dans le ventre; elle perd en même temps une grande quantité d'eau, et vers deux heures après midi, elle accouche, à notre grande surprise, d'un enfant mort, mais à terme et bien constitué. Dès ce moment elle se regarde comme guérie et se livre plus que jamais à sa gaieté. Après l'accouchement, les pertes ichoreuses continuent, la malade s'affaiblit de plus en plus sans perdre l'appétit ni le sommeil. Vers le milieu de janvier, elle ne quitte plus le lit, ses jambes sont œdémateuses, le reste du corps est très-amaigri et un peu bouffi. Enfin, elle expire le 25 février 1812. L'ouverture du cadavre montre un large ulcère qui a détruit non-seulement toute la partie du col de l'utérus qu'on nomme *museau de tanche*, mais encore la partie supérieure du vagin. Ce dernier conduit communique avec l'intérieur de la vessie urinaire par une ouverture d'environ 1 pouce de diamètre, dont les bords sont formés, de même que tout le reste de la surface de l'ulcère, par un putrilage brunâtre extrêmement fétide. (Bagli et Cazal.)

Ainsi la conception peut se produire quand il existe un cancer du col même assez avancé; le fait n'est pas douteux puisqu'il est prouvé par un grand nombre d'exemples. Mais cela ne suffit pas; les femmes qui sont atteintes de cette affection sont-elles proportionnellement aussi fécondes que les autres? Voilà ce qu'il serait intéressant de savoir. — S'il est difficile de répondre à cette question par des statistiques, on peut y répondre par le raisonnement. S'il n'y a pas d'obstacle mécanique qui s'oppose absolument à l'accomplissement de la fonction génératrice, l'état cachectique sous l'influence duquel se trouve la femme, peut, en s'opposant à l'ovulation, la frapper de stérilité. — Nous répondrons donc par la négative à la question de fécondité proportionnelle des cancéreuses.

INFLUENCE RÉCIPROQUE DE LA GROSSESSE ET DU CANCER DU COL DE L'UTÉRUS.

Aujourd'hui qu'on connaît mieux les modifications qui se passent dans les différentes parties de l'appareil pendant la gestation, et qu'on sait à n'en plus douter que le développement de la cavité qui renferme l'œuf fécondé se fait presque exclusivement aux dépens du corps de l'organe, on comprend qu'une désorganisation plus ou mois avancée du col ne s'oppose pas nécessairement à la marche régulière de la grossesse : c'est d'ailleurs ce qui résulte de l'analyse des nombreux exemples de ce genre que nous avons eus sous les yeux ou que nous avons recueillis dans les différents auteurs.

Mais il n'en est pas moins vrai que souvent la femme n'arrive pas à son terme. C'est ainsi que celle dont on doit l'observation à M. Marchand vit le travail se déclarer au huitième mois. Il en fut de même dans le fait de Simon, rapporté par Levret. Dans l'observation de Littré publiée dans l'histoire de l'Académie des sciences (1705), *c'est à sept mois* que se manifestèrent les contractions utérines, qui ne purent vaincre la résistance du col. La femme qui en fait le sujet succomba sans être accouchée ; on pratiqua la gastrotomie; mais on retira un fœtus qui avait cessé de vivre.

Dans un cas observé à la Maternité de Vienne, le cancer envahissait le col, le vagin et le rectum. La malade accoucha avant terme, d'un enfant vivant. C'était le quatrième qu'avait cette femme. Elle succomba à des phénomènes de pyémie.

Brudwell Exton (1) fut appelé pour une femme pâle et maigre qui était accouchée d'un enfant *au terme de sept mois*. Un liquide ichoreux sortait assez abondamment du vagin. En explorant l'utérus, l'auteur constata qu'il existait autour de l'orifice une tumeur squirrheuse d'une grande dureté et délivra la femme non sans difficulté.

Le Dr Laubreis (2) vit une femme atteinte de dégénérescence squirrheuse du col de la matrice qui, pour cette raison, expulsa avant terme le produit de conception.

Enfin on a vu la matrice se débarrasser du produit de conception à une époque moins avancée. Nous citerons comme exemples les observations suivantes :

(1) System of midwifery, London, 1751, case 19.
(2) Cf. Siebolds Journal, tom. VIII, 2, p. 402. Frankf. 1828.

Observation II.

Cancer du col de la matrice. — Dégénérescence s'étendant à toute la circonférence, au-dessus des parties accessibles au toucher. — Travail prématuré spontané. — Avortement à six mois de deux enfants (grossesse gémellaire). — Par James Moncrieff Arnott, chirurgien-major au Middlesex Hospital.

Elizabeth Simpson, 41 ans, mariée, mère de neuf enfants, vient demander à entrer à l'hôpital le 5 octobre dernier, comme ayant un cancer de l'utérus. Elle avait sevré son dernier enfant quinze mois auparavant, et depuis n'avait pas revu ses règles, excepté une fois en décembre et en grande quantité. Neuf mois après, des pertes leucorrhéiques commencèrent à apparaître. En mai elles furent mélangées de sang, prirent une odeur désagréable et s'accompagnèrent de douleurs lombaires. En juillet, elle vint dans cet hôpital, y resta cinq semaines dans les salles de médecine, où la nature de la maladie fut déterminée par le Dr West à la suite d'un examen au spéculum. Elle sortit pendant six semaines et revint plus malade qu'à sa sortie.

En l'examinant, je trouvai la portion vaginale de l'utérus élargie, indurée, d'une consistance cartilagineuse. La lèvre antérieure était très-développée, mais presque toute la circonférence avait un aspect rugueux et irrégulier. L'orifice était ouvert, la surface interne des deux lèvres rétrécie. La brèche de la lèvre postérieure était excoriée, comme faite au couteau. La dégénérescence s'étendait sur le col au-dessus du point accessible au toucher. L'utérus était immobile dans le bassin.

Environ cinq semaines après son entrée, cette malade demanda, s'il était possible à une personne, se trouvant dans sa situation, d'être enceinte, et elle faisait cette demande parce qu'elle avait senti quelque chose d'analogue à des mouvements fœtaux et que son abdomen était augmenté de volume.

Le Dr West, interrogé, déclara qu'elle était enceinte de cinq mois environ.

Considérant les difficultés et les dangers qui pouvaient se présenter pendant le travail, et la nécessité probable d'inciser les parties malades, il fut convenu qu'elle resterait dans la salle des cancéreux; le Dr West l'assurant avec bonté qu'il lui donnerait des soins quand elle le demanderait.

Heureusement pour la mère, environ quinze jours après survint un travail prématuré. Durant toute la journée du 12, la malade éprouva beaucoup de douleurs utérines, le liquide amniotique s'écoula. La nuit, les douleurs diminuèrent assez d'intensité pour permettre à la malade de prendre quelque repos. Par le toucher vaginal, on constate que le col est effacé; le tiers postérieur de l'orifice est mince, dilatable, sain; les deux tiers antérieurs durs et résistants. On sent le coude droit; l'utérus se contracte énergiquement et descend à chaque douleur. Son orifice, qui a la largeur d'*une couronne*, est si rigide, que le segment antérieur est projeté en avant et en bas au moment de chaque contraction, et l'orifice dévié si loin en arrière qu'il peut être difficilement atteint par le doigt de la main gauche.

Le pouls s'élève à 120; la malade commence à accuser un sentiment prononcé de faiblesse avec de fréquentes envies de vomir. Un peu d'eau-de-vie releva les forces; les contractions utérines devinrent plus violentes, mais ne parurent pas avoir grand effet sur l'orifice. A deux heures survint une violente douleur; j'entendis un son pareil à celui que donne quelque chose qui se rompt et un enfant mâle, de près de six mois, naquit.

Le bras droit et le côté de la poitrine étaient presque noirs, par suite de la pression qu'ils avaient subie.

Immédiatement nous sentîmes les membranes d'un autre fœtus qui sortit en moins de cinq minutes, et un fœtus femelle se présentant par les pieds fut expulsé. Il fit quelques essais pour respirer.

Les placentas sentis à travers l'orifice utérin furent retirés après quelques tractions.

L'orifice utérin n'avait pas plus de 3 pouces de diamètre; il n'était nullement déchiré.

Le 15 novembre au soir survinrent quelques douleurs utérines et le pouls s'éleva au-dessus de 120; il tomba rapidement, après l'application de quelques sangsues, à 106, comme avant le travail, et depuis il n'y a plus eu de symptômes alarmants.

Elizabeth Simpson vécut encore près de six mois. Elle garda le lit pendant ce temps, éprouva continuellement des douleurs dans la région iliaque droite; l'opium seul pouvait les calmer.

Deux mois avant son décès apparurent des douleurs dans la cuisse droite, accompagnées d'une légère tuméfaction du fémur, qui augmenta progressivement jusqu'à acquérir, au moment de la mort, le volume d'une noix de coco.

Trois semaines auparavant, une exophthalmie de l'œil droit avec épiphora et perte complète de la vue fut constatée. L'autopsie démontra l'existence d'une masse cancéreuse détruisant largement l'utérus, s'étendant à l'os iliaque et même à la tête du fémur. Une tumeur d'un caractère analogue existait au fond de l'orbite droit.

Observation III.

Carcinome du col utérin. — Avortement à six mois et demi de grossesse. — Extraction de l'œuf (1).

« Mme X..., demeurant à Passy, âgée de 27 ans, réglée

(1) Nous devons cette observation à l'obligeance de M. le Dr Guéniot, professeur agrégé de la Faculté de médecine de Paris.

à 14 ans, mariée à 15, mère pour la première fois à 16, et depuis lors ayant eu trois autres grossesses terminées comme la première à terme, par la naissance d'enfants vivants. Aujourd'hui, 18 août, enceinte pour la cinquième fois, arrivée à six mois et demi de grossesse, en travail depuis plus de trente-six heures, ayant perdu les eaux depuis hier matin (il était une heure de l'après-midi quand je vis cette dame).

Le toucher vaginal révèle l'existence d'un cancer végétant du col utérin, qui forme une tumeur grosse comme le poing sur la lèvre antérieure et envahit tout le reste du col sous forme de tissu dur, résistant, fragile et anticipant même sur le vagin. Cette dame a des pertes répétées depuis quelque temps. M. Gosselin la vit à trois mois de grossesse, appelé en consultation par le Dr Tenneson. Il fut convenu d'expecter, et en cas de perte inquiétante, d'arracher une portion de la tumeur et de cautériser au fer rouge.

Depuis le 15 août, Mme X... souffre de contractions utérines. Elle a perçu, hier encore, les mouvements de son enfant. Cette dame, d'une grande beauté passée, est anémiée, un peu jaune et porte les traces évidentes de son affection organique (cachexie avancée).

Au toucher, orifice large comme une pièce de 5 francs, très en arrière à cause de la tumeur antérieure ; cette déviation de l'orifice est tellement prononcée, qu'il faut introduire la main pour l'atteindre. La matrice est animée de contractions qui reviennent fréquemment et la malade est extrêmement fatiguée, quoique très-courageuse ; la langue est un peu saburrale, le pouls fréquent. La malade perd quelques gouttes de sang liquide et un caillot. Tout le pourtour de l'orifice étant dur, ferme, inextensible, l'accouchement ne se ferait pas sans intervention. La patiente étant chloroformisée, j'introduisis la main jusqu'à l'orifice, sur lequel je trouvai les deux mains de l'enfant, la tête et un pied (le droit). Je ramenai ce pied et j'y fixai un lacs. Après quelques efforts de traction, je parvins à extraire l'autre pied et à faire évoluer le fœtus qui fut extrait mort après vingt minutes d'opération totale. Pendant cette opération, je ramenai un fragment, gros comme une mandarine, de la tumeur cancéreuse qui forme dans la lèvre antérieure une tumeur grosse comme le poing. Je dus aussi débrider à gauche et un peu en arrière l'orifice utérin, pour extraire la tête fœtale arrêtée d'une manière invincible au-dessus de ce cercle dégénéré qui ne cédait en aucun point d'une manière notable. Perte de caillots sanguins assez modérée. La malade n'a rien senti pendant l'opération. Délivrance normale. Enfant pesant environ 2 kilogr. Fille morte depuis peu, car elle était encore fraîche. Mais je ne perçus, à aucun moment, pendant l'opération, de pulsations du cordon. C'est une enfant de 6 mois et demi environ.

Le lendemain de l'opération, 19 août, la malade va relativement bien; elle n'a pas perdu d'une manière exagérée. Ventre plat, utérus dur; pas de frisson. Pouls à 128 comme avant l'accouchement. Cette dame s'est bien rétablie des suites de couches. Douze à quinze jours après l'opération, elle a quitté Passy et plus tard s'est adressée à un guérisseur pour son affection cancéreuse. »

Sur 120 femmes atteintes de cancer du col de la matrice pendant la grossesse, traitées par le Dr Lewer, à Guy's hospital, 40 0/0 ont avorté

Il est naturel de penser que l'étendue plus ou moins considérable de la maladie explique les variétés qu'on rencontre sous ce rapport. La lésion est-elle limitée à l'une des lèvres ou à la portion vaginale du col, on comprend que la grossesse puisse arriver à son terme. S'étend-elle plus profondément et jusqu'à l'orifice interne, par exemple, les contractions utérines se développeront plus souvent prématurément. C'est ce qui existait dans l'observation de James Arnott, puisque la dégénérescence cancéreuse s'étendait à toute la circonférence du col *au-dessus des parties accessibles au toucher*, et dans l'observation de M. Guéniot, où est notée l'existence d'un cancer végétant envahissant le *col tout entier*. Ces propositions sont certainement vraies d'une manière générale ; mais il ne faut pas oublier que plusieurs circonstances peuvent compliquer la question, et il faut en tenir compte quand on veut donner aux faits leur véritable interprétation. — Ainsi, tantôt il faudra chercher le point de départ des contractions utérines dans l'altération du col et dans la réaction que cette altération a fait naître dans les parties supérieures de l'organe ; tantôt, au contraire, il faudra invoquer les troubles dont l'origine est dans l'état général : ceux-ci agissent soit en détruisant le fœtus qui, devenu alors corps étranger, sollicite l'action utérine, soit en mettant en jeu la contractilité de l'organe, comme cela s'observe souvent dans les grandes perturbations de l'économie.

Dans certains cas, au contraire, la grossesse, au lieu d'être arrêtée dans sa marche, *continue son cours au-delà du terme normal*. Nous donnerons comme preuves de cette *prolongation exagérée* du terme de la grossesse les observations suivantes.

La plus intéressante est celle qui a été publiée par

un médecin d'Edimbourg, dans le *Glasgow medical Journal*, p. 129 :

Observation IV.

Cas de carcinome de l'utérus dans lequel la grossesse se prolongea jusqu'au dix-septième mois, par Menzies.

Vers la fin de février 1852, je fus appelé pour visiter Mistress S., résidant route de Provanmill. C'est une femme d'une taille élevée, âgée de 28 ans environ, mariée depuis cinq ans et mère d'un enfant. Teint jaune, peau brune, yeux noirs. Cette femme s'attendait à accoucher de jour en jour et était persuadée que sa délivrance ne pouvait tarder. Elle se plaignait d'une douleur aiguë à la partie inférieure de la région inguinale gauche, augmentant d'intensité sous l'influence des mouvements de la malade et datant de trois jours. Cette région était sensible au toucher, mais dépourvue de tout gonflement; on ne remarquait rien dans l'aspect extérieur de l'abdomen. Anxiété générale; langue sèche et couverte d'un léger enduit blanchâtre. Pouls à 104. Peau chaude et sèche; constipation.

Sangsues appliquées au niveau du point douloureux, suivies d'un cataplasme térébenthiné. Calomel, 5 grains à l'intérieur. Huile de castor et teinture de jusquiame en onctions sur l'abdomen. La malade se trouve soulagée les jours suivants et sort bientôt de l'hôpital. Je n'entendis plus parler d'elle jusqu'à la fin de mars, époque à laquelle je reçus avis qu'elle était en travail. Je la trouvai au lit, se plaignant de douleurs intermittentes commençant *au centre de l'abdomen*, s'étendant au dos et jusqu'à la région hypogastrique. Elles duraient depuis *trente heures*, mais n'étaient pas fréquentes. La tumeur utérine était très-proéminente, présentait de profil une surface plane très-dure au palper (cette dureté n'augmentait pas pendant les douleurs); elle s'étendait jusqu'à l'épigastre, mais elle me parut un peu descendue depuis mon dernier examen.

L'orifice utérin était complétement fermé; ses lèvres antérieure et postérieure dures et non influencées par les douleurs.

Le vagin était humide et froid. Anxiété. Pouls fréquent et un peu faible. Langue blanche.

Le travail ne fit aucun progrès et rien ne changea le jour suivant.

Persuadé que la femme s'était trompée dans le calcul de la durée de la grossesse, je lui fis subir un interrogatoire et recueillis les renseignements suivants : vers la fin d'avril, au commencement de mai 1851, quoique nourrissant son premier enfant, un gros garçon âgé de douze mois, elle eut ses règles pour la première fois depuis son accouchement. Un mois après, elle sevra son enfant et ne revit plus ses menstrues.

Pendant la grossesse actuelle, elle n'avait rien remarqué de particulier jusqu'au milieu de février, époque à laquelle les mouvements de l'enfant cessèrent tout à fait; de plus, la femme éprouva une sensation de poids et de froid dans l'abdomen, et les seins, qui étaient auparavant développés et pleins, devinrent petits et flasques. Elle ne se souvenait pas exactement du moment où elle sentit les mouvements du fœtus pour la première fois; mais ce dont elle était sûre, c'est qu'ils existaient en octobre 1851.

La tumeur abdominale était très-proéminente et d'une forme ovoïde parfaitement définie; dure, quoique fluctuante; quand elle était tranquille, elle se trouvait située exactement sur la ligne médiane, mais susceptible d'être déplacée latéralement. De tous côtés, la percussion donnait un son mat. L'auscultation, répétée avec soin, plusieurs jours de suite et consécutivement, à de longs intervalles, me fit découvrir le souffle placentaire et les battements du cœur fœtal. Par le vagin, on sentait l'utérus dur et élastique. On ne sentait pas la tête du fœtus à travers le segment antérieur de l'utérus. La miction était facile, mais il y avait généralement de la constipation. La défécation s'effectuait avec douleur et difficulté.

Seins flasques, privés de lait. Auréole brune très-marquée et parsemée de larges papilles.

Les douleurs abdominales et lombaires avaient été très-violentes et fréquentes pendant la nuit; elles continuèrent pendant le jour, sans effet sur la dilatation du col de l'utérus; mais la partie inférieure de cet organe descendit sous leur influence, dans la cavité pelvienne. Vers le soir, des calmants furent administrés, qui eurent pour résultat de procurer un peu de sommeil pendant la nuit. Le matin, les douleurs recommencèrent de nouveau, et comme l'irritation gastrique s'était beaucoup calmée, que les forces de la malade étaient revenues, je résolus de lui donner de petites doses de tartre stibié, dans le but de produire un relâchement des voies génitales ; des fomentations émollientes furent faites dans le même but sur les parties. Ce médicament produisit une détente générale, mais n'eut pas d'effet sur l'orifice du col. Pendant la nuit suivante, il y eut peu de changement.

Le soir du jour suivant (le quatrième de mon attente), la malade était tellement épuisée que je dus de nouveau avoir recours aux remèdes anodins. L'état général s'améliora, les douleurs, d'abord énergiques, devinrent de plus en plus faibles ; je résolus d'attendre une nouvelle reprise du travail.

Depuis cette époque jusqu'à la fin d'avril, l'état d'irritation locale et générale se calma ; mais dans la dernière partie de ce mois, les douleurs devinrent de nouveau plus actives et s'accompagnèrent d'une sensibilité plus vive à la pression. L'utérus descendit davantage dans l'excavation pelvienne, mais l'examen de son col me convainquit que celui-ci possédait jusqu'alors une égale, sinon une plus grande somme de dureté et de résistance. L'orifice externe était ouvert et permettait l'introduction du doigt dans la cavité cervicale jusqu'à 1/3 de pouce. Une sonde de femme fut introduite dans la cavité utérine sans rompre les membranes; cette petite opération détermina l'écoulement de quelques gouttes de sang. Je me déterminai à favoriser la dilatation du col avec *la tente éponge;* dans ce but, j'en introduisis une très-courte à une petite profondeur, le jour suivant. Environ six heures après son application, il y avait un écoulement subit d'environ 12 onces de sang; le toucher me fit constater l'existence d'une masse aplatie, mais bosselée, avec des nodosités d'une densité semi-cartilagineuse adhérente à la lèvre antérieure du col utérin. Je craignis qu'il ne s'agît d'un placenta devenu très-dense par le fait de quelque production morbide développée dans son tissu. Le vagin fut tamponné; des compresses froides appliquées sur la vulve. L'écoulement de sang cessa bientôt, mais les douleurs continuèrent à se manifester énergiquement pendant deux jours, sans produire la dilatation de l'orifice.

Je fis appeler le Dr James Paterson, professeur de gynécologie à l'Université d'Anderson. Cet illustre médecin fut d'avis que la petite masse qui partait de la lèvre antérieure était une production étrangère naissant du col et non un placenta malade. La patiente, qui était d'un teint pâle et d'une grande faiblesse générale, se trouvait probablement atteinte d'une affection maligne. Le fœtus était évidemment mort. Nous convînmes d'attendre jusqu'à ce qu'un danger immédiat se manifestât, et je me contentai de soutenir les forces de la malade avec des aliments réparateurs et des remèdes anodins appropriés.

Environ une semaine après, un examen attentif me convainquit que le col de l'utérus n'était pas complétement oblitéré, qu'il existait à la partie inférieure une portion de la cavité cervicale dans laquelle le doigt pouvait pénétrer ; ce que j'avais pris pour un placenta malade n'était autre chose que la lèvre antérieure de l'orifice interne, épaissie, indurée, bosselée, avec un dépôt interstitiel de tissu morbide. Il n'y avait pas d'écoulement vaginal fétide et je ne sentis rien de semblable à une surface ulcérée. Pas d'examen au spéculum.

La malade maigrissait, perdait ses forces. Elle avait fréquemment une grande sensibilité de la région épigastrique et des autres régions de l'abdomen, qui était généralement calmée par des sinapismes et des préparations térébenthinées. A cette époque, l'action utérine persistait dans une grande mesure. Pendant les six derniers mois, elle croissait à intervalles irréguliers, mais n'atteignait plus la force qu'elle avait possédée précédemment. Les douleurs se montraient chaque jour, devenaient plus violentes vers le soir et forçaient souvent la patiente à prendre, pour reposer la nuit, des doses de morphine et de conicine. Elles changèrent graduellement de caractère. Des douleurs lancinantes partaient de l'hypogastre pour s'irradier vers le sacrum ; d'autres suivaient le trajet des nerfs crural et sciatique. Deux mois avant la terminaison, la malade se plaignait d'une sensation persistante de faiblesse, de chaleur, de douleur ayant son siége dans les reins et qui rendait impossible la station verticale prolongée.

La tumeur utérine s'était éloignée graduellement de la région épigastrique en devenant plus dure, moins volumineuse et moins fluctuante. Sa résistance devint inégale, les membres du fœtus plus facilement perceptibles à travers les parois utérines. La matrice continua à descendre lentement dans la cavité pelvienne, jusqu'à ce que le col fût à une distance d'un pouce du périnée. Un peu de difficulté dans la miction.

Défécation longue, difficile et douloureuse.

Les seins, qui avaient été flasques et privés de lait, devinrent, dans le mois de juin, plus développés, et la sécrétion du lait fut si abondante que le linge de la femme était tout mouillé par le liquide.

Le 3 novembre, je recevais une lettre qui me mandait de nouveau près de ma malade. Comme j'étais indisposé, mon ami le Dr Gill me remplaça et constata les symptômes d'une péritonite subaiguë : douleur vive dans la partie supérieure de l'abdomen, soif et envie de vomir, constipation, fréquence du pouls, peau chaude et sèche. Ces symptômes furent dissipés par les sangsues, les cataplasmes térébenthinés et les onctions mercurielles.

Mais ils se manifestèrent de nouveau, le 17 de ce même mois, et déterminèrent la mort. Pendant l'attaque de péritonite, le Dr Paterson avait vu la malade avec le Dr Gill et avait constaté que la sonde ne pouvait être introduite à plus d'un pouce et demi dans le col. Considérant l'état de la femme comme désespéré, il jugea inutile une intervention quelconque.

Voici les résultats de l'autopsie :

Le corps était émacié. En incisant la paroi abdominale, on fit échapper une quantité considérable de gaz, et en outre 8 onces de sérum mélangé avec des flocons de lymphe qui se trouvait dans la cavité péritonéale ; le péritoine était fortement congestionné. L'inflammation s'étendait à la totalité du péritoine, mais était surtout marquée au niveau du fond de l'utérus. Une incision de la paroi antérieure de cet organe donna issue à une petite quantité de gaz fétide et découvrit la tête et les épaules du fœtus, le siége étant contenu dans la partie inférieure. L'enfant était étroitement embrassé par les parois utérines ; le liquide amniotique avait été tellement résorbé que le fœtus était en relation directe avec elles. Le vertex avait été tellement aplati par l'action des fibres musculaires de l'organe, qu'il revêtait une forme cuboïde, dans la totalité du crâne. Le fœtus, mâle, bien conformé, paraissait être arrivé à terme. Les cheveux et les ongles étaient bien formés ; il n'avait subi aucune décomposition. La peau était d'une couleur normale quand elle eut été débarrassée de la matière sébacée et des débris de liquide amniotique dont elle était recouverte. Le cordon ombilical paraissait avoir été sain, quoiqu'il eût revêtu la teinte verte d'un commencement de putréfaction. Le placenta, qui avait été aisément détaché du fond de l'utérus, était fortement injecté et d'une densité plus grande qu'ordinairement. Il ne contenait pas de caillots, avait une forme circulaire, était limité par un bord abrupt et privé de ses membranes comme s'il avait été disséqué avec le scalpel. On trouva dans la cavité utérine un liquide (10 onces environ) très-épais, trouble, d'une couleur jaune-brun sale, horriblement fétide. La surface interne de l'utérus présentait une muqueuse très-ramollie ; ses capillaires et ses veines étaient remplis d'un sang noir.

L'orifice utérin admettait à peine une plume d'oie et se trouvait rempli par une matière épaisse et molle qui empêchait l'écoulement du fluide de sa cavité. La circonférence de cet orifice interne consistait dans un anneau remarquablement ferme et résistant, aussi dur qu'un cartilage, plus épais dans sa moitié antérieure que dans sa moitié postérieure. Le même tissu morbide envahissait la portion inférieure du corps de l'utérus, diminuant d'épaisseur à mesure qu'il atteignait des régions plus élevées. Dans les portions voisines du col, les fibres musculaires étaient tellement atrophiées qu'elles étaient difficilement appréciables. Dans la partie moyenne du corps, elles devenaient plus évidentes. Au niveau du fond de l'utérus, elles étaient très-abondantes et lui communiquaient une teinte sombre. Sous l'influence d'une forte pression, un segment de tissu dense laissa écouler une petite quantité de fluide opalescent, dans lequel l'examen microscopique démontra la présence d'une certaine quantité de matière granuleuse et de quelques cellules nucléées et granuleuses, de forme irrégulière ; quelques-unes avaient une forme sphérique, les autres étaient étoilées ou fusiformes.

Cette observation est très-intéressante, car elle nous fournit un exemple de *grossesse prolongée*, fait très-rare et même nié par un grand nombre d'accoucheurs. Nous ne pouvons avoir de doute sur la durée de la grossesse, car nous avons à notre disposition tous les éléments possibles pour nous édifier sur ce point : dernière époque des règles ; certitude d'avoir senti les mouvements de l'enfant dans le mois d'octobre de la même année ; cessation de ceux-ci et apparition simultanée de la sécrétion lactée en février 1852.

Les cas de *grossesse prolongée* sont exceptionnels : ils ne s'observent ordinairement que chez les femmes où l'œuf s'est développé hors de la cavité utérine (grossesse extra-utérine, inclusion, fœtale, grossesse utérine interstitielle, et encore, dans cette dernière, la paroi de l'utérus se rompt souvent avant le terme, (avant la fin du neuvième mois).

Menzies rapporte un deuxième fait de *grossesse prolongée*, par suite d'un cancer du col utérin, dans lequel le fœtus fut graduellement expulsé en fragments pendant les trois mois qui suivirent le terme ordinaire de la gestation.

Dans la première observation que nous venons de rapporter, ce qui est remarquable, c'est la durée excessive de la gestation ; on peut expliquer cette anomalie à la fois par la résistance invincible du col complétement infiltré de produits cancéreux, et par l'atrophie d'une partie des fibres musculaires du corps de l'organe envahi, comme nous l'avons vu, par le néoplasme.

INFLUENCE DE LA GROSSESSE SUR LA MARCHE DU CANCER.

Les modifications qui surviennent dans l'utérus pendant la grossesse doivent nécessairement influer sur la marche de l'affection cancéreuse. Cette influence doit être défavorable. Comment comprendre qu'il en soit autrement avec cette activité nouvelle de la circulation, et avec le développement des autres modifications qu'il n'est pas nécessaire de rappeler? On a rarement l'occasion de suivre tous les changements qui surviennent dans le col malade, depuis le début de la grossesse jusqu'à l'époque où elle se termine. Mais l'aggravation de la maladie, d'une façon générale, nous paraît incontestable.

C'est ce qui eut lieu d'une manière non douteuse dans un cas qui a été soumis, pendant deux mois, à l'observation de M. Depaul. — Il est un point qui n'est plus douteux pour personne : nous voulons parler des fâcheux effets qu'exerce sur les tissus malades la partie mécanique de la parturition, soit qu'elle s'effectue par la seule influence des contractions utérines, soit qu'elle résulte de l'intervention de l'art.

Nous avons dressé un tableau statistique qui donne une idée de la gravité de l'affection cancéreuse compliquant la grossesse et l'accouchement, soit pour la mère, soit pour l'enfant. Nous donnerons ce tableau au chapitre *Pronostic*.

DE L'INFLUENCE DU CANCER DU COL UTÉRIN SUR LE TRAVAIL DE L'ACCOUCHEMENT.

L'affection cancéreuse du col peut, dans certains cas, modifier la marche du travail, et faire sentir ses effets soit pendant la période de dilatation, soit pendant la période d'expulsion. — Robert fait remarquer que les phénomènes du travail doivent être différents suivant que le col est envahi par une de ces productions mollasses, fongueuses, avec végétations considérables, ou par une induration squirrheuse générale ou partielle.

Dans le premier cas, la dilatation du col se fait plus ou moins attendre, mais ordinairement l'accouchement se termine spontanément, à moins toutefois que la production nouvelle n'ait pris un développement tel, qu'elle s'oppose au passage de l'enfant, en obstruant plus ou moins complétement la cavité pelvienne.

Voici une observation de Levret, communiquée à Simon, dans laquelle le travail se trouva prolongé pour insuffisance de dilatation du col :

Observation V.

Une femme âgée de 35 ans, qui était déjà accouchée plusieurs fois assez facilement, avait depuis longtemps un écoulement sanieux, causé par un ulcère carcinomateux au col de la matrice. Cette femme devint grosse et elle accoucha au terme de huit mois; mais elle fut six jours en travail, parce qu'il ne pouvait y avoir de dilatation du col de la matrice, qui était fort dur. Le septième jour elle accoucha d'un enfant mort; elle ne survécut pas longtemps à cet accident.

Dans l'observation suivante de Löwenhardt, de Prenzlau, une tumeur cancéreuse du col utérin, en forme de chou-fleur, permit, après un long travail, à l'orifice de se dilater suffisamment pour laisser passer la tête ; le forceps ne fut appliqué que pour abréger la période d'expulsion.

Observation VI.

H...... K......, âgée de 29 ans, d'une petite stature, scrofuleuse dans sa jeunesse, réglée irrégulièrement, vint me consulter en mai 1833. Je la perdis de vue jusqu'au 26 septembre 1835. Dans la nuit du 26 au 27 de ce mois, on vint me chercher pour l'accoucher. A mon entrée, la sage-femme faisait précisément une injection avec de l'eau fraîche dans le vagin pour arrêter une métrorrhagie; j'appris alors que la parturiente avait éprouvé des douleurs et des pertes de sang après de violents mouvements ou des travaux pénibles, auxquels elle dut se livrer souvent; mais depuis le jour précédent, où le travail avait commencé, la malade avait perdu beaucoup plus de sang pendant les contractions, perte qui durait encore maintenant que l'orifice était ouvert. La parturiente était très-affaiblie, son visage était pâle, le pouls était petit. Le ventre n'était pas douloureux, et à travers les parois abdominales, on pouvait sentir nettement de petites parties fœtales. Sur le linge et dans le vagin, se trouvait une grande quantité de sang. Au niveau de l'orifice légèrement dilaté, encore ferme, on sentait plusieurs excroissances, ratatinées, d'environ 3 centimètres, qui se trouvaient insérées sur une surface large, plate et non sensible au toucher. — Ces tumeurs saignaient abondamment sous l'influence d'une pression exercée sur elles. — Dans ces circonstances, je portai un pinceau mou de charpie et trempé dans le vinaigre sur l'orifice de la matrice et je prescrivis à l'intérieur, toutes les demi-heures, 10 grains d'ergot de seigle.

Alors l'écoulement de sang parut s'arrêter, et le travail, quoique lent, fit cependant des progrès. — Le matin, vers onze heures et demie, rupture des membranes ; à onze heures, la tête franchissait l'orifice complétement dilaté.

Les douleurs parurent s'arrêter quoique l'hémorrhagie augmentât ; malgré l'administration de l'ergot de seigle, les contractions restèrent faibles ; aussi je me décidai à appliquer le forceps ; je fis exécuter à la tête son mouvement de rotation et je pus extraire une petite fille faible mais vivante.

Délivrance naturelle. L'utérus revient sur lui-même et quoique l'écoulement de sang eût complétement cessé, l'accouchée conservait une teinte cireuse et se trouvait complétement privée de forces. Cependant, elle se remit suffisamment pour exercer l'état de nourrice jusqu'au mois de février 1836, époque à laquelle des hémorrhagies répétées étant survenues, elle dut cesser son allaitement. Plus tard, ces tumeurs furent enlevées par la ligature extemporanée et la malade se rétablit momentanément.

Les cas d'accouchements spontanés chez des femmes atteintes de cancer du col ne sont pas absolument rares. On en trouve un certain nombre d'exemples dans les auteurs. Simon raconte qu'une femme, à la suite de plusieurs accouchements heureux, fut prise d'un écoulement ichoreux, qui avait pour point de départ un cancer du col de l'utérus. Une nouvelle grossesse fut conduite jusqu'au neuvième mois, et se termina par la naissance d'un enfant mort, qui fut expulsé après cinq jours de souffrances. La mère elle-même mourut peu de temps après.

Nægele a vu une sage-femme de Heidelberg, déjà mère de plusieurs enfants, accoucher facilement, quoique le col de l'utérus eût été envahi complétement par une affection cancereuse.

D'Outrepont rapporte qu'une femme, dont le segment inférieur de la matrice avait dégénéré en cancer, parvint au terme régulier de sa grossesse, et qu'elle accoucha avec facilité. Seulement, la maladie fit ensuite de rapides progrès.

Un cas semblable est dû à Kilian.

Robert mentionne trois faits analogues dans sa thèse.

Un des exemples les plus curieux d'accouchement spontané que nous puissions citer est celui qui a été observé par M. le Dr Pédelaborde.

Observation VII.

Accouchement naturel chez une femme affectée d'un cancer du col de l'utérus. — Grossesse inaperçue par la femme jusqu'au dernier moment. — Par M. le Dr Pédelaborde.

Mme R....., âgée de 32 ans environ, a déjà eu cinq enfants qui sont tous venus à terme et bien conformés. Toutes les grossesses ont suivi les phases ordinaires à cet état, telles que phénomènes sympathiques inhérents à la plupart des grossesses, suppression des menstrues, développement progressif de l'abdomen et perception des mouvements spontanés du fœtus.

Rien de tout cela n'a été observé par Mme R...., dans le cours de cette sixième grossesse. Elle avait depuis assez longtemps une leucorrhée et des pertes sanguines abdominales pour lesquelles elle entra à l'hôpital Beaujon vers la fin de mai 1847. Là, on reconnut au toucher l'existence d'un cancer utérin; on la garda quinze jours pendant lesquels il ne fut question que de cette maladie. La grossesse ne fut point soupçonnée, quoiqu'elle eût déjà près de trois mois de date. A sa sortie de l'hôpital, elle fut soignée par un médecin de son quartier, me dit-elle (elle m'a confessé depuis que c'était par un charlatan), et, quand elle eut épuisé toutes ses ressources, elle eut recours au dispensaire au nom duquel je la visitai pour la première fois le 3 septembre dernier. Comme on le verra plus bas, Mme R... était alors enceinte de sept mois sans qu'elle s'en doutât. Elle me fit part de ce qu'elle avait fait jusqu'à ce jour pour sa maladie de matrice, soit à l'hôpital, soit chez elle, et je me suis aussitôt mis en mesure de constater moi-même cet état par le toucher. Elle avait éprouvé depuis quelques mois six pertes sanguines considérables.

Je trouvai le col utérin couvert de mamelons cancéreux dans toute sa circonférence. Ces mamelons étaient séparés par des sillons profonds. Le méat utérin était dilaté au point de permettre l'introduction du doigt jusqu'à la cavité utérine sans faire éprouver la moindre résistance. En étudiant l'état de cette cavité, je fus frappé de la présence d'un corps mobile et flottant dans une masse liquide. M'aidant de la main droite que j'appliquai sur l'hypogastre, je combinai, avec le doigt que j'avais introduit dans la matrice, des mouvements par lesquels j'obtins le ballottement le plus évident. Prendre ce corps mobile pour un fœtus fut ma pensée instantanée; mais tant de circonstances contraires se présentèrent aussitôt à mon esprit que j'en écartai cette possibilité, honteux presque d'y avoir pensé, et je m'évertuai à chercher ce que pouvait être ce corps étranger dont j'avais si bien constaté la présence. Je ferai observer que, pendant tout le temps que j'avais mis à cet examen, ce corps étranger ne donna aucun signe de mouvement qui lui fût propre, malgré les déplacements répétés que je lui fis subir.

Il s'écoulait du vagin un liquide sanieux, infect, d'une odeur nauséabonde, et que l'on sentait de tous les points de la chambre.

Les parois du ventre étaient flasques, faciles à déprimer; au-dessus du pubis on sentait une tumeur, mais elle ne proéminait pas au delà du niveau des épines iliaques supérieures. Elle obéissait avec la plus grande mobilité à toutes les secousses que je lui imprimais.

Quant à la malade elle ne prononça jamais le mot de grossesse tant elle était éloignée d'y croire. Pour moi, comme je l'ai déjà dit, je me défendais de cette idée, et parce que, jusqu'à ce jour, aucun des médecins antérieurs n'y avait songé, et parce qu'il me paraissait impossible que, dans l'état des choses, on eût eu, de part et d'autre, la pensée d'en venir à des rapprochements si intimes; enfin une tumeur qui se développait dans l'épaisseur du sternum, avec douleurs lancinantes et bosselures, venait compléter la conviction que cette malheureuse femme était sous l'influence d'une diathèse cancéreuse à laquelle on pouvait bien, de prime abord, rattacher la tumeur trouvée dans l'utérus, sauf à en déterminer, par voie d'induction, la nature. Deux autres circonstances écartèrent de mon esprit l'idée de grossesse; c'est que la femme, qui avait déjà eu cinq enfants, ne s'en doutait pas, et que les pertes qu'elle avait éprouvées auraient dû entraîner les produits de la conception.

La malade sentait toujours une pesanteur sur le fondement et des coliques intenses. Elle était d'une maigreur considérable; sa figure exprimait une anxiété profonde; son teint était jaune; ses yeux enfoncés et ses lèvres chagrinées; tout, en un mot, chez Mme R..., dénotait une constitution profondément altérée.

Je fis part à la malade, ainsi qu'à son mari, à sa mère et à sa sœur, qui se trouvaient près d'elle, du résultat de mon examen ; à savoir, la présence dans la matrice d'une tumeur mobile renfermée dans une poche pleine de liquide, et que ce liquide ne s'épanchant pas, malgré la dilatation du col, devait être contenu dans une poche particulière.

La malade ne dormait pas et souffrait beaucoup. Elle éprouvait des accidents hystériformes. Je lui fis prendre sous toutes les formes les opiacés associés aux antispasmodiques, et des lavements, des injections émollientes. Ces moyens amenèrent quelque soulagement et cet état continua ainsi pendant quinze jours.

A cette époque, je dis à la malade que son ventre avait grossi; elle et les siens ne s'en apercevaient pas et partageaient à peine mon impression.

Toujours même silence sur la possibilité d'une grossesse, et cependant elle datait de huit mois environ, en me fondant sur la certitude que j'en ai acquise après l'accouchement, comme je le dirai plus bas.

Enfin, le 4 octobre, un écoulement limpide et plus abondant se fait par le vagin. La malade en est d'abord étonnée, mais elle le prend bientôt pour une émission d'urine. Les coliques existent comme précédemment jusqu'au lendemain.

Le 5, à cinq heures du soir, la malade souffre davantage ; il lui semble qu'elle va rendre quelque chose, et chacun de lui dire que c'est la tumeur dont j'ai parlé qui veut sortir. Au bout de quelques instants elle expulse, en effet, cette tumeur. Mme R... était seule en ce moment : elle appelle sa mère et il lui semble qu'elle sent quelque chose remuer entre ses cuisses... Le croirait-on ? l'idée d'un accouchement ne lui vint pas encore. Sa mère arrive et lève la couverture.... O ciel ! c'est un enfant vivant et bien conformé. Il est mort quelques heures après. Il ne fallait rien moins que le cordon qui le liait encore à sa mère, pour qu'on ne doutât pas que c'était bien Mme R... qui venait de le mettre au monde. On vint me chercher aussitôt, et pas n'est besoin de dire quel fut aussi mon étonnement.

Je demandai au mari et à la femme à quelle époque ils avaient eu des rapprochements tels que grossesse pût s'ensuivre ; et, sur des souvenirs qui leur étaient présents à la mémoire, ils les firent remonter avec certitude à la première quinzaine de février : ce qui faisait une grossesse de huit mois passés.

Cette observation a paru curieuse à plus d'un titre. D'abord parce qu'une femme, qui avait déjà eu cinq enfants, put arriver à huit mois passés de grossesse sans la soupçonner, et il a fallu pour cela un concours de circonstances, telles qu'absence complète de développement du ventre, pertes réitérées qu'on a prises pour suppléments de règles, absence, pendant toute la grossesse, des mouvements du fœtus, et cette absence de ces phénomènes sympathiques qu'elle avait éprouvés à ses autres grossesses.

D'un autre côté, on voit une grossesse résister à six pertes sanguines considérables qui auraient dû entraîner le produit de la conception, ainsi qu'à l'usage d'une quantité considérable de substances emménagogues administrées par un charlatan, dans le but de faire partir le cancer qui rongeait la malade.

Enfin, le fait le plus important pour l'art obstétrical qui résulte de cette observation, c'est la possibilité d'un accouchement à terme chez une femme affectée d'un cancer très-prononcé du col de la matrice, sans qu'il soit besoin de recourir à des débridements multipliés, comme on les a conseillés ; accouchement qui n'a été suivi d'aucun accident consécutif, et qui laisse la malade dans son état ordinaire, c'est-à-dire réduite à sa maladie organique, qui paraît n'en avoir été aucunement influencée, comme le toucher vaginal l'a démontré après cet accouchement. La tumeur cancéreuse du sternum fait des progrès sensibles ; la santé générale de Mme R..... est toujours mauvaise, les opiacés peuvent seuls apporter quelque soulagement. La marche est impossible; la terminaison n'est que trop facile à prévoir.

La possibilité de l'accouchement spontané ne peut donc être mise en doute. Mais ce qu'il est intéressant de savoir, c'est la manière dont se fait l'expulsion du fœtus.

Nous venons de citer une observation de Lôwenhardt, qui prouve que la dilatation est possible dans une variété de tumeurs cancéreuses, fongueuses, mollasses, en forme de choux-fleurs, généralement volumineuses, remplissant quelquefois le vagin, gênant momentanément l'expulsion, mais susceptibles de modifications, pendant la grossesse et le travail, favorables à leur aplatissement au moment du passage du fœtus.

Nous pouvons citer deux observations de Mme Boivin et Dugès, dans lesquelles le travail de l'accouchement a été très-lent, quoique la nature ait triomphé des obstacles à la dilatation et à l'expulsion du fœtus. Une tumeur cancéreuse, volumineuse, existait dans les deux cas, et dut subir une attrition assez marquée pour livrer passage à la partie fœtale qui se présentait.

Observation VIII.

Mme D. Z..., couturière, âgée de 36 ans, née à Lausanne, domiciliée à Paris, d'un tempérament lymphatique, ayant les yeux bleus et la sclérotique presque de la même couleur, fut sujette jusqu'à l'époque de la puberté, c'est-à-dire jusqu'à 15 ans, à des engorgements considérables des parotides. Elle eut quatre enfants qu'elle mit au monde sans aucun secours de l'art; elle était âgée de 30 ans lorsqu'elle donna naissance au dernier.

Depuis cette époque, les menstrues furent de moins en moins abondantes. De 34 à 35 ans, elles devinrent plus rares, plus irrégulières; parfois suspendues deux ou trois mois de suite, comme si la cessation normale eût voulu prématurément s'établir. Cette femme vint nous consulter à ce sujet, le 17 janvier 1823. Nous trouvâmes la lèvre antérieure du museau de tanche du volume d'une orange, c'est-à-dire ayant environ 2 pouces de diamètre. La lèvre postérieure était tellement portée en arrière que nous eûmes quelques difficultés à l'atteindre. La tumeur, lisse à sa surface, n'occasionnait point de douleur; seulement elle donnait à la malade une sensation de pesanteur sur le canal de l'urèthre qui excitait de fréquentes envies d'uriner. Devenue enceinte dans la même année, elle resta d'abord incertaine sur son état, à cause des aménorrhées précédentes, et n'acquit que vers le sixième mois la certitude de sa grossesse. Depuis cette époque, elle fut sujette à des douleurs dans le pourtour du bassin et spécialement dans la région du sacrum. Éprouvant les premiers symptômes du travail, le 7 février 1824, elle fit appeler un accoucheur. La première fois qu'il examina cette femme, il trouva dans le vagin une tumeur qu'il prit d'abord pour la tête de l'enfant. Après avoir passé plusieurs nuits de suite auprès de la malade, sans que le travail fît aucun progrès, il fit appeler un confrère plus exercé qui reconnut une tumeur du col, l'orifice porté très en arrière et non dilaté. Les douleurs augmentant d'intensité, l'obstacle à vaincre paraissant insurmontable aux deux accoucheurs, ils déterminèrent leur malade à venir à la Maison de santé, persuadés qu'il n'y avait de ressource que dans l'opération césarienne. Cette femme, petite, délicate, excessivement pâle, était changée depuis un an au point que nous ne pûmes la reconnaître au premier aspect. Elle éprouvait de violentes douleurs dans la région du sacrum ; les contractions utérines étaient rapprochées, mais de courte durée. La malade étant debout, je la touchai pour reconnaître l'état des parties. A peine eus-je introduit le doigt dans le vagin, que je rencontrai une énorme tumeur trouée dans son centre de manière à laisser pénétrer les deux dernières phalanges de l'index. La surface du reste de la tumeur était bosselée, dure, inégale, surtout pendant la contraction, car dans l'intervalle d'une douleur à l'autre, elle était plus molle, plus flexible au toucher. En portant le doigt un peu à gauche et en arrière du bassin, je découvris l'orifice utéro-vaginal présentant une ouverture oblongue coupant obliquement, de haut en bas, l'échancrure sacro-iliaque gauche. Cette ouverture avait à peu près 15 à 20 lignes de longueur ; on sentait la tête de l'enfant qui s'y présentait. Le bord postérieur de l'orifice était souple, quoique épais de plusieurs lignes. Le bord antérieur présentait au moins 2 pouces et demi d'épaisseur et occupait près des deux tiers de l'excavation du bassin. Cette tumeur était absolument insensible ; il s'en échappait un sang noirâtre d'une odeur pénétrante. Tel était l'état de cette femme lorsqu'elle fut amenée par son accoucheur, le 21 février, à midi. Les membranes rompues depuis deux jours avaient laissé couler une petite quantité d'eau. Du reste, point de fièvre ; le pouls était régulier dans l'intervalle des douleurs et ne battait que 70 fois par minute. Quoiqu'elle perdît du sang, ce n'était pas en assez grande quantité pour inspirer des craintes sérieuses. Je regardais d'ailleurs cet écoulement comme propre à diminuer volume de la tumeur et par conséquent plus favorable que fâcheux pour l'état actuel de la malade.

Je dis à l'accoucheur que je comptais beaucoup sur cette portion de l'orifice qui paraissait disposée à céder (partie postérieure plus souple) ; que si les contractions se soutenaient et qu'il ne survînt pas d'autres accidents, l'accouchement pourrait bien se terminer seul ; qu'au surplus, j'allais instruire le professeur Dubois de l'état des choses. Les contractions, les douleurs se soutiennent; à 3 heures, changement peu sensible; à 5 heures, l'orifice s'agrandit un peu, en conservant sa forme elliptique et sa direction. Je distingue une plus grande portion de la tête; le fond de l'utérus est incliné à droite de l'abdomen. C'est de ce côté que la femme a le plus souvent senti remuer son enfant. On pouvait, d'après cela, présumer que la tête était située de manière à présenter le sommet en O. I. G. A. A 6 heures, progrès peu sensible; à 7 heures, dilatation plus grande de l'orifice, mais toujours en arrière. La tumeur du col s'avance jusqu'à la vulve et présente une large déchirure à bords granulés; à 7 heures et demie, la tumeur est déjetée du côté du pubis et de l'ischion droit; elle est fortement comprimée entre cette paroi latérale du bassin et la tête de l'enfant qui franchit brusquement et d'un seul temps l'orifice de l'utérus et la vulve. Enfant du sexe féminin, né vivant. Tête fortement déprimée sur le côté, O. I. G. A. Délivrance naturelle, suites de couches simples. L'accouchée est sortie le quinzième jour.

Cette observation est très-intéressante puisqu'elle montre que la dilatation put se faire ici aux dépens de la lèvre postérieure restée saine, ou du moins suffisamment souple. Quoique plus épaisse que dans l'état normal, la tumeur a été la cause de la longueur de la période d'expulsion ; la partie fœtale a chassé devant elle la tumeur qui est venue apparaître à la vulve, puis s'est aplatie, grâce au ramollissement survenu dans son épaisseur, par suite de l'activité plus grande de la circulation pendant la grossesse. La preuve de l'importance de l'obstacle se trouve sur la tête qui est aplatie d'un côté. La déchirure de la tumeur était due aux dilacérations que le médecin lui avait fait subir avec un instrument aigu, la prenant pour la poche des eaux. L'affection cancéreuse ne fit pas de progrès aussi rapides qu'on pouvait s'y attendre, car on put suivre la malade pendant un an après l'accouchement.

La deuxième observation de Mme Boivin est tout à fait analogue, et présenta lès mêmes circonstances lors de l'accouchement; la tumeur fut méconnue, et l'expulsion du fœtus eut lieu naturellement après de longs efforts de la part de l'utérus et de la malade.

Observation IX.

Mme B..., âgée de 37 ans, s'est présentée à la Maison de santé, le 24 octobre 1827, pour s'y faire traiter d'une métrorrhagie qui durait depuis six mois, époque de sa dernière couche. Cette femme, d'un tempérament lymphatique, très-pâle, aux yeux bleus, était pourvue d'un assez fort embonpoint. L'examen des parties génitales nous apprit que le col de l'utérus était entièrement dévoré par une ulcération cancéreuse. La portion restante du col présentait des bords durs, déchiquetés, qui n'avaient pas conservé la moindre sensibilité. Ce qu'il y a de fort remarquable, c'est que la menstruation s'est toujours faite régulièrement chez la malade, qu'elle est accouchée à terme trois fois heureusement et avec facilité, qu'elle n'a jamais éprouvé de douleurs dans les parties génitales. Devenue veuve à 35 ans, elle fit seule pendant près d'un an son métier de pâtissière, rue Mouffetard. Obligée de se lever tous les jours à deux ou trois heures du matin, pour faire et enfourner elle-même ces petits gâteaux qui se vendent sur toutes les places de Paris, et de s'exposer aux transitions continuelles de la température élevée du four au froid et à l'humidité d'une espèce de boutique, cette femme se sentit enfin incapable de résister à tant de fatigues et se décida à les partager avec un nouvel époux.

L'acte vénérien était suivi d'un écoulement de sang assez considérable, mais sans douleur; le deuxième mois de mariage, les symptômes de grossesse se firent sentir; le troisième mois, petite perte de sang; elle reparut souvent et augmenta d'intensité à mesure que la grossesse approchait de son terme. Enfin, dans le cours du neuvième mois, les douleurs utérines s'annoncent; la sage-femme appelée, rencontre dans le vagin une grosse tumeur qu'elle prend pour la tête de l'enfant, et déclare que l'accouchement ne tardera pas à se terminer. Cependant plusieurs jours se passent, les douleurs et l'hémorrhagie continuent. La sage-femme de qui nous tenons ces détails, ne sachant plus quelle partie se présentait, se décida à faire appeler un accoucheur, qui ne se prononça pas sur l'état des parties; mais il se contenta de soutenir les forces de la malade au moyen de quelques cordiaux. Enfin ce ne fut qu'après *huit jours* de douleurs, accompagnées d'une *abondante perte* que la poche charnue s'ouvrit (expression de la sage-femme) pour laisser passer la tête d'un fœtus mort et putréfié. Quelques injections, des demi-bains émollients et narcotiques furent les seuls moyens employés pendant le court séjour de la malade à la Maison de santé; elle en sortit pour aller mourir chez elle quelques mois plus tard.

Dans d'autres cas, il n'existe pas de tumeur cancéreuse; mais l'obstacle à la dilatation est dû à une induration squirrheuse du col. Cette dégénérescence peut être partielle ou générale.

Dans le premier cas, la dilatation peut se faire aux dépens de la portion du col restée saine. Nous allons en citer plusieurs exemples.

Observation X.

Chez une femme de 45 ans, déjà mère de plusieurs enfants, et qui se présenta à la Clinique d'accouchements de la Faculté, au commencement du dernier mois d'une nouvelle grossesse, on trouva la lèvre postérieure squirrheuse, très-étendue transversalement, de 2 centimètres d'épaisseur environ, s'étendant jusqu'à un travers de doigt de la vulve et adhérant par sa face postérieure au vagin. Le travail se déclara à terme, la dilatation fut très-lente, mais elle s'opéra complétement aux dépens de la lèvre antérieure. La tumeur fut repoussée par la tête du fœtus, devint presque transversale et forma sur le périnée une espèce de croissant dont la convexité était inférieure, et dont la concavité, dirigée en haut, arrêtait la tête. Sous l'influence de contractions violentes, la tête repoussa la tumeur en arrière en déprimant fortement le périnée et franchit la vulve.

Dans un autre cas, Desormeaux vit la lèvre antérieure dure, squirrheuse, ne se prêter nullement à la dilatation qui se fit tout entière aux dépens de la lèvre postérieure.

Lorsque l'induration s'est étendue à toute la circonférence, on comprend les difficultés beaucoup plus sérieuses et l'impossibilité d'une dilatation suffisante, à moins que des déchirures plus ou moins considérables ne se produisent sous l'influence de contractions utérines très-énergiques.

Nous pouvons citer à l'appui de la réalité de cette terminaison, les quatre observations suivantes de Mme Lachapelle.

Observation XI.

La nommée Scolastique V..., âgée d'environ 30 ans, déjà mère de plusieurs enfants, avait fait en dernier lieu une fausse couche suivie de douleurs fréquentes dans l'abdomen et les aines, et d'irrégularité dans la menstruation. Deux ans après, elle devint encore enceinte. Le 5 messidor an VII, elle se croyait à terme : les premières douleurs furent vives et accompagnées d'une perte assez considérable.

Le doigt introduit dans le vagin sentait une tumeur inégale, spongieuse, *que je pris d'abord pour une portion du placenta*, mais que je reconnus bientôt pour appartenir à la partie gauche des bords de l'orifice utéro-vaginal ; le côté droit était sain. La perte de sang avait déjà paru plusieurs fois pendant la grossesse, et il y avait eu continuellement un écoulement de mucus jaunâtre et fétide.

La tête du fœtus était basse, et le travail avançait ; mais, vers le soir, les douleurs cessèrent, ainsi que l'hémorrhagie. Je fis faire des injections dans le vagin et administrer un bain de siége. Malgré l'emploi répété de ces moyens, l'état du col n'en resta pas moins stationnaire pendant trois à quatre jours.

Enfin les douleurs se réveillèrent, les membranes s'ouvrirent, la tête du fœtus pressa vivement l'orifice, dont le bord s'amincit en plusieurs points, et au moment où l'on parlait de l'inciser, la tête le franchit brusquement et sortit peu après ainsi que le reste du corps de l'enfant : il était assez fort et la mère voulut l'allaiter. Sans doute, il s'est opéré une ou plusieurs déchirures : cependant il ne survint aucun accident grave, et cette femme sortit en assez bon état le neuvième jour ; huit jours après, je la rencontrai, et elle m'assura qu'elle jouissait d'une très-bonne santé.

OBSERVATION XII.

Le 1er thermidor an X, arriva à l'hospice la nommée Françoise Dar..., parvenue au dernier mois de sa grossesse ; elle portait aux aines des pustules qui paraissaient syphilitiques. L'orifice utérin avait des bords si épais, que le col ne semblait point effacé. En outre, ils offraient une dureté squirrheuse. La tête était haute, les douleurs fortes et fixées surtout dans la région lombaire. Les bains, les injections, la saignée ne ramollirent point l'orifice, et ce ne fut que le 3 thermidor que l'orifice s'ouvrit amplement par le moyen de trois ou quatre fissures, à droite d'abord, puis à gauche et en devant ; dès lors la tête franchit rapidement et le vagin et la vulve. L'enfant pesait 5 livres ; il était dans un état d'asphyxie pléthorique qui fut facilement dissipée. Nul accident ne suivit cet accouchement, du moins pendant les six jours que cette femme passa dans l'hospice.

OBSERVATION XIII.

Elisab. Pauch... avait eu 11 enfants, dont le dernier était né cinq ans avant celui dont nous allons parler. Elle avait 42 ans, et sa grossesse actuelle avait été précédée d'une perte qui n'avait cessé qu'après une durée de quatre mois. Vers la fin de la gestation, elle avait ressenti des pesanteurs et des élancements au col de la matrice. Le 14 septembre 1819, commencement du travail, perte de sang. Le 15, écoulement lent des eaux de l'amnios (membranes rompues au-dessus de l'orifice) ; dilatation nulle jusqu'au 18. La lèvre postérieure de l'orifice est squirrheuse, divisée en deux lobes continus, recouverts par la muqueuse et dont le plus gros égalait le volume d'une noix ; la lèvre antérieure prête seule à la dilatation. L'enfant présente les fesses dans la première position et sort ainsi spontanément après quatre jours de douleurs et deux heures seulement à dater du commencement de la dilatation. C'était un garçon que sa mère a voulu nourrir. Après l'accouchement, nul accident ; cessation des douleurs et des élancements. 15 jours après, nous n'avons trouvé aucune trace de sensibilité des organes génitaux; le squirrhe avait la même forme et l'orifice était resserré ; mais les deux commissures offraient chacune une fissure profonde qui, dirigée en arrière, cotoyait et embrassait la tumeur.

Observation XIV.

Dans le mois de janvier 1816, L. Hom resta soixante heures en travail pour cause d'une semblable disposition du col de l'utérus. Ce ne fut qu'après cet espace de temps que trois déchirures spontanées permirent à l'orifice de donner passage à un enfant mâle du poids de 3 livres. Cet enfant n'avait que sept mois de vie intra-utérine. Il n'a point vécu ; il avait présenté le vertex en deuxième position.

Observation XV.

Chez une malade atteinte de cancer du col, soignée par le Dr Burns (Simpson Obstetric Memoirs, vol. I), le travail se déclara prématurément entre le septième et le huitième mois ; et quoique toute la circonférence, tout le pourtour du col utérin parût envahi par la dégénérescence carcinomateuse, l'orifice put se dilater et se *fissurer* suffisamment pour permettre à un enfant vivant de passer. La mère mourut quelques mois après.

Lorsque le col de l'utérus est envahi par le squirrhe dans toute sa périphérie et que des fissures ne se produisent pas, la dilatation ne peut s'effectuer. C'est dans de pareilles conditions qu'on peut voir les femmes s'épuiser en de vains efforts et succomber sans pouvoir se délivrer. L'observation que nous venons de recueillir dans le service de M. le professeur Depaul, à l'hôpital des Cliniques, est un exemple curieux et probant de cette issue funeste.

Observation XVI.

Sophie Odin, femme Hochteter, âgée de 32 ans, demeurant rue de la Goutte-d'Or, s'est toujours bien portée dans son enfance ; rien de particulier à noter au point de vue des antécédents de famille (soit du côté des parents, soit du côté des grands parents). Réglée à 11 ans et demi ; pour la première fois, un peu de dysménorrhée au début, coliques utérines vives surprenant la malade au milieu de ses occupations ou de ses distractions. 1re grossesse à 21 ans, accouchement spontané d'un enfant vivant. 4e grossesse à 26 ans ; fausse couche de trois mois compliquée de rétention du placenta et suivie de péritonite. Cette femme eut encore trois nouvelles grossesses jusqu'à l'âge de 30 ans.

La malade dit être devenue enceinte pour la huitième fois, au commencement du mois d'août 1870. Elle était grosse de quinze jours lorsqu'elle eut une hémorrhagie.

A partir de ce moment, elle fut presque continuellement dans le sang ; les pertes étaient sanieuses, roussâtres et fétides. Il y a huit jours, elle entra à l'hôpital Saint-Antoine, parce qu'elle éprouva dans les lombes et le bas-ventre des douleurs analogues à celles de l'accouchement. Mais cette espèce de travail cessa et les douleurs disparurent. Cette femme entra à la Clinique.

Le dimanche 8 avril, nous constatâmes d'abord que cette femme était très-anémique, téguments et muqueuses décolorés, bruits de souffle cardiaque et carotidien. L'abdomen présentait le développement qui correspond à une grossesse à terme. On entendait très-distinctement les battements du cœur du fœtus. Au toucher, on trouve un col effacé, un orifice dilaté comme une pièce de 2 fr., dont les bords sont d'une dureté ligneuse. Cet orifice est complétement obstrué par une tumeur arrondie, non végétante, ne proéminant pas dans le vagin et qui présente la même dureté que les bords de l'orifice. Il est impossible d'avoir aucune idée de la partie fœtale qui se présente.

Le matin du 10 avril, la femme a été prise de nouveau de douleurs dans les aines, les lombes, l'hypogastre, et nous constatons qu'à ces douleurs presque continuelles correspond une tension persistante de l'utérus.

Le 15. La malade se plaint de douleurs très-vives dans le ventre, les aines, les cuisses et le siége. Un écoulement de matière sanguinolente, sanieux, provenant de l'utérus, finit par tacher la moitié d'une alèze. On constate par le toucher vaginal que la dilatation n'a pas fait de progrès depuis les jours précédents. L'orifice externe du col est ouvert, permet l'introduction de la première phalange; mais celle-ci est arrêtée par une tumeur dure, ayant son insertion sur un point de la demi-circonférence droite de l'orifice, obstruant complétement la cavité cervicale, si ce n'est à gauche où se trouve un petit sillon entre la paroi et la tumeur.

Ces douleurs continuent jusqu'au 17 avril au soir, où elles sont calmées par des opiacés.

Le 20. Cette nuit, perte abondante mouillant un drap, deux alèzes et une chemise. Pâleur très-grande du visage; affaiblissement. Le toucher ne révèle aucun changement du côté du col. Injection avec solution de perchlorure de fer. La perte s'arrête complétement.

Le 24. Le ventre est tendu et douloureux. On n'entend plus les battements du cœur du fœtus. Miction difficile; cathétérisme douloureux; diarrhée; phlébite cachectique, veine crurale droite; trajet douloureux au niveau du triangle de Scarpa; œdème du membre inférieur droit. Le toucher vaginal fait reconnaître que l'état de l'orifice est à peu près identique; seulement le doigt peut pénétrer un peu plus profondément dans le sillon gauche, mais sans atteindre l'œuf.

2 mai. Douleurs vives, permanentes dans le ventre, les lombes, les aines, l'anus. Utérus tout entier dur comme une pierre, paraissant réduit de volume. La malade a eu, vers deux heures, un frisson avec claquement de dents et tremblement des membres, qui a duré une demi-heure. Ce soir, peau chaude, pouls à 120, muqueuses décolorées.

Du 2 au 10 mai, l'état de Sophie Odin devient de plus en plus grave; la langue est sèche; pouls petit et filiforme. Troubles intellectuels sérieux. Elle ne reconnaît pas sa mère et son mari qui viennent la voir. Elle a cependant des intervalles lucides. L'utérus, contracté presque continuellement, est dur au palper; cependant il paraît plus douloureux par moments, et la femme, dans ces paroxysmes, a des espèces d'attaques caractérisées par des grimaces, des contractions des muscles du visage, des gémissements et l'apparition de l'écume à la bouche. Somnolence, inappétence, pâleur extrême, teinte jaune-paille; œdème augmentant de plus en plus; eschares profondes au sacrum; diarrhée; selles involontaires. Aucun progrès dans la dilatation de l'orifice, écoulement vaginal infect; injection avec une solution de permanganate de potasse.

Le 12. La malade est plus calme. Elle a recouvré son intelligence en grande partie, elle est moins indifférente à ce qui se passe autour d'elle.

Elle mange omelette, pommes de terre, potages. Bordeaux. Douleurs abdominales calmées.

Le 15. L'état général de la femme s'aggrave de plus en plus. Les douleurs abdominales recommencent très-violentes, arrachant des cris à la malade; le ventre paraît s'être affaissé beaucoup depuis quelques jours. Parois œdématiées donnant la sensation de crépitation gazeuse. Écoulement liquide très-fétide. Même état de l'orifice.

Le 17. La femme a souffert toute la nuit. Elle est très-faible et en même temps très-surexcitée. En pratiquant le toucher vaginal, on est étonné de constater que l'orifice a cédé un peu sur un point situé en arrière et à gauche. Le sillon qu'on sentait précédemment s'est agrandi et le doigt est directement en contact avec la partie fœtale (os du crâne complétement dénudés et chevauchant l'un sur l'autre); l'orifice était à peine grand comme une pièce de 2 fr.

Les contractions persistant toujours, M. Depaul résolut de hâter la dilatation en faisant trois incisions, deux latérales à droite, l'autre à gauche et en avant. Celles-ci permirent immédiatement à l'orifice de se dilater suffisamment pour qu'une application de forceps pût être faite. Mais cette opération eut seulement pour résultat de donner issue à de la matière cérébrale et la tête aplatie glissa entre les branches du forceps. — M. Depaul ne jugea pas à propos de recommencer, vu l'état de très-grande faiblesse dans lequel se trouvait la femme. Les incisions en déterminant l'écoulement d'une certaine quantité de sérosité sanguinolente avaient suffi pour amener une syncope qui termina la vie de la malade dix minutes après l'opération. A l'autopsie, on trouva : utérus incliné sur la droite, ayant une forme ovoïde, un volume moindre que celui d'un utérus à terme ; les parois sont minces et présentent une teinte noirâtre, au niveau de la face antérieure de l'organe ; vers la partie moyenne existent des fausses membranes (traces de péritonite) ; à l'intérieur, putrescence de l'utérus. Enfant mort et macéré, comme ratatiné. Os du crâne dénudés et saillants, matière cérébrale en partie écoulée. Placenta en haut, en arrière et à gauche; caillot dans la veine crurale droite. Quelques cicatrices de tubercules au sommet du poumon.

Carcinome envahissant l'orifice dans tout son pourtour ;

épaississement plus grand à droite qu'à gauche. On retrouve les traces d'une déchirure et des trois incisions.

Le vagin, la vessie et le rectum sont sains.

On voit par cette observation que les femmes atteintes de cancer du col pendant la grossesse peuvent mourir d'épuisement avant d'être accouchées, lorsque les contractions utérines n'ont pu triompher de l'obstacle opposé par le col à la dilatation. Quelquefois c'est avant même que le travail soit déclaré que la femme succombe à l'épuisement produit par la cachexie cancéreuse ou ses symptômes, hémorrhagie, écoulements sanieux abondants, vomissements.

Mais le plus souvent, c'est après une série d'efforts inutiles et répétés de la matrice que la mort survient. C'est à l'ensemble de ces contractions que l'on a donné le nom de *travail manqué*, de *travail à répétition*, et quelquefois de *travail prolongé*, comme dans notre observation de la Clinique. La grossesse paraît avoir dépassé son terme d'une quinzaine de jours. Mais nous rappelons que cette prolongation a été très-prononcée dans les observations de Menzies, puisque le fœtus resta trois mois et huit mois dans l'utérus au delà du terme normal.

Il peut arriver que, pendant ce travail infructueux, l'utérus vienne à se rompre, d'où résulte nécessairement une terminaison fatale pour la femme. Les observations de cet accident ne sont pas rares.

Nous rappellerons les observations de Knoblochius, de Simon, de Fabrice de Hilden que nous avons publiées au commencement de cette étude. Nous y ajouterons les suivantes.

Observation de Scholz, publiée dans les Mélanges des curieux de la nature, année 1671 (obs. 86, p. 159), et dans le livre de Stolpart Van der Wiel (p. 1373).

Observation XVII.

« Une dame, enceinte pour la troisième fois, succomba épuisée de faiblesse, pendant le travail de l'accouchement, qui, malgré la persistance des fortes contractions, avait été inefficace pour expulser le fœtus. — L'autopsie démontra que l'utérus était déchiré en bas et comme perforé par ulcération. L'enfant était hors de la cavité utérine, parmi les intestins. Les parois utérines présentaient une dureté squirrheuse grande comme la paume de la main. »

Nous citerons encore, comme exemple de rupture de l'utérus survenant pendant le travail, une observation de Churchill (1) qui présente ceci de particulier, que l'accouchement se fit spontanément, malgré la présence de l'affection carcinomateuse.

Observation XVIII.

Accouchement spontané; rupture de l'utérus.

Dans l'année 1843, il se présenta à Western Lying in Hospital un cas d'*ulcère rongeant* qui avait sans doute commencé pendant la grossesse, mais qui ne fut découvert qu'après l'accouchement.

Mistress Sh..., âgée de 40 ans, entra à l'hôpital le 1er avril 1843, à une heure de l'après-midi, étant en travail de son huitième enfant. Elle raconta qu'elle avait des douleurs de-

(1) Traité des maladies des femmes (Trad. Wieland et Dubrisay, 1865, p. 397).

puis plus de vingt-quatre heures. Au moment de son entrée, les douleurs étaient très-intenses et expulsives. A l'exàmen, je trouvai que le col était presque entièrement détruit par une ulcération irrégulière qui avait gagné plus profondément la substance de l'utérus à la partie postérieure. Les parties étaient très-peu épaissies, si même elles l'étaient ; il n'y avait point d'induration anormale, pas d'engorgement dans le bassin ; l'écoulement était abondant et très-fétide. Elle raconta que, depuis au moins cinq mois, elle avait cet écoulement, accompagné de douleurs aiguës la tête de l'enfant pressait sur l'orifice utérin, mais les douleurs ne semblaient produire aucune dilatation ; l'extérieur de la malade était celui d'une personne qui est atteinte d'une affection organique. Cette situation resta la même jusqu'à huit heures du soir. A ce moment, il y eut consultation pour décider s'il était à propos d'intervenir, mais avant même que rien fût arrêté, quelques violentes douleurs firent sortir l'enfant ; il était entièrement putréfié. Le placenta fut expulsé immédiatement. La femme parut extrêmement soulagée, elle n'eut ni crampes ni syncopes. Le pouls était ce qu'il avait été depuis le commencement, rapide, mais ferme. Pendant quelques jours la malade sembla aller mieux ; le pouls battait à peu près 130 fois par minute et il restait ferme ; l'écoulement était d'une fétidité insupportable, l'abdomen était légèrement douloureux, mais non tuméfié. Il y avait de la soif, la langue était chargée. Le quatrième jour après l'accouchement, le pouls devint rapide et faible, l'abdomen se tuméfia, devint douloureux, la peau était visqueuse et terne, la face anxieuse ; bref, il était évident que la malade s'affaissait ; elle mourut le 6 avril.

Examen cadavérique vingt-quatre heures après la mort. Émaciation considérable, ventre tuméfié et tympanique. A l'ouverture de la cavité péritonéale, on trouva un épanchement modéré de sérosité jaunâtre. Les intestins et l'épiploon étaient partout recouverts de lymphe et collés entre eux par cette même lymphe. La membrane séreuse était injectée sur beaucoup de points; l'utérus avait les dimensions que l'on trouve ordinairement trente-cinq jours après l'accouchement. Sur le côté gauche, dans l'épaisseur du ligament large, on voyait quelques caillots de sang et aussi une petite quantité de sang dans la cavité pelvienne. En arrière, à la réunion du col et du corps de l'utérus, il y avait une fente transversale d'à peu près 1 pouce de long, correspondant à la partie qui avait été le plus profondément entamée par l'ulcération. La substance du corps de l'utérus était parfaitement saine, le col, ainsi que nous l'avait appris l'examen antérieur, était presque entièrement détruit par l'ulcération; mais sur aucun point il n'y avait de dépôt d'un tissu étranger quelconque.

J'ai vu depuis un autre cas de ce genre. La malade devint enceinte après que je l'avais examinée et diagnostiqué la nature de son affection; elle mourut aussitôt après l'accouchement.

Simpson (1) cite plusieurs cas dans lesquels la patiente mourut sans être accouchée, peu de jours après que le travail fut déclaré, par déchirure des parois du corps ou du fond de l'utérus.

Le même auteur fait remarquer que la femme peut mourir de *péritonite* après un *travail efficace*, sans qu'il se produise de rupture utérine.

« Chez une femme enceinte et atteinte d'un cancer étendu du col utérin que je vis à Hamilton, les efforts du travail semblèrent se manifester plus d'une fois quand le terme de la grossesse fut arrivé d'après les calculs de la femme et même après. Elle mourut non accouchée avec les symptômes de la péritonite. Le fœ-

(1) Obstetric Memoirs, vol. I, p. 648.

tus fut trouvé macéré dans l'utérus. Il y avait à la surface péritonéale de la matrice une large couche de lymphe, mais pas de rupture utérine. La malade s'était refusée à tout traitement. »

Nous rappellerons que la femme Sophie Odin que nous avons observée à la Clinique d'accouchements présentait à l'autopsie toutes les lésions de la péritonite. Le fœtus était également mort et macéré dans l'utérus.

Il est vrai que, dans ce cas, la mort ne paraît pas avoir été causée directement par l'inflammation du péritoine; on peut plus justement l'attribuer à l'*épuisement* extrême dans lequel se trouvait la malade par le fait des hémorrhagies nombreuses et des tentatives réitérées de travail qui survinrent pendant la grossesse, et aussi à la dépression profonde dont l'organisme était atteint sous l'influence de la cachexie cancéreuse.

Voici encore un cas intéressant de rupture de l'utérus :

Observation IX.

Carcinome ulcéré du col de l'utérus pendant la grossesse. — Présentation du siége. — Rupture de l'utérus. — Par Henry Oldham, M. D., Obstetric Physician to and Lecturer on Midwifery, etc., at Guy's Hospital. Journal of Medicine, London, 1851, p. 204.

Le 17 juin 1847, Mistress H., pauvre femme ayant la face pâle et anxieuse, vint me consulter. Agée de 33 ans, elle était mariée depuis huit ans, mère de quatre enfants. Ses couches avaient été faciles et régulières. Elle avait allaité le dernier enfant pendant quatorze mois et, avant de le sevrer, était devenue enceinte de nouveau; actuellement elle était au septième mois de la grossesse.

Le principal phénomène dont elle se plaignît était une perte sanguine se renouvelant assez fréquemment, ayant apparu un mois après la conception. Elle ressentait par intervalles une douleur gravative à la partie inférieure de l'abdomen et des jambes.

L'enfant était animé de mouvements. En pratiquant le toucher, je trouvai que le col était le siége d'une tumeur maligne qui avait détruit une portion considérable des deux lèvres du col, laissant une large cavité circulaire permettant l'introduction de deux doigts, avec lesquels on pouvait sentir à travers les membranes la partie qui se présentait. Le tissu du col autour de l'orifice était épais, dur et inégal. La limite de la dégénérescence carcinomateuse paraissait être l'orifice interne ; en avant le doigt ne pouvait atteindre suffisamment la partie postérieure pour déterminer d'une manière exacte jusqu'où s'étendait la lésion en arrière; mais aussi loin que le doigt pouvait aller, il rencontrait un tissu très-dur et rigide. L'examen causa un léger écoulement de sang. Je résolus avec M. Wells, que nous laisserions la malade parvenir jusqu'à son terme.

Le 31 juillet, je fus appelé de nouveau pour voir Mistress H. qui, me disait-on, était en travail depuis quelques heures; lorsque je la vis, je constatai qu'elle éprouvait quelques fausses douleurs de parturition entremêlées de douleurs propres au cancer. En pratiquant le toucher, je trouvai que la maladie avait fait des progrès au niveau du col, qui était plus ouvert et comme abaissé. L'étendue de la surface malade paraissait considérable; le cancer envahissait toute la cavité cervicale qu'on sentait à la partie interne, dure comme une pierre, et s'étendait jusqu'à l'orifice interne, dur, rugueux et sanguinolent. Ayant introduit le doigt à travers ce passage singulièrement rétréci, je pus sentir la partie du fœtus qui se présentait et qui me parut être le siége.

Des opiacés procurèrent quelque repos à la malade et lui rendirent des forces. Dans la nuit du 3 août, M. Wells m'avertit que Mistress H. était en travail, et que le siége se présentait. En l'examinant, je trouvai que, sous l'influence des douleurs régulières, le col avait quelque peu cédé, qu'il était plus dilatable; que le siége de l'enfant était facilement appréciable.

La paroi antérieure du col était indurée, épaisse, rigide. — La vessie était distendue par l'urine. Quelques vomissements eurent lieu pendant le travail. Pouls rapide et faible. Visage ayant une teinte jaune-paille caractéristique d'un cancer avancé. La dilatation de l'orifice n'était pas suffisamment avancée pour permettre une intervention; il fut convenu que M. Wells m'enverrait chercher quand serait arrivé le moment propice pour pratiquer artificiellement l'accouchement.

Le 7 août, je recevais de M. Wells une lettre par laquelle il m'avertissait que la pauvre femme était soudainement tombée dans le collapsus, et qu'elle était mourante. Quand j'arrivai près d'elle, elle était morte depuis 20 minutes.

Autopsie. — En ouvrant l'abdomen, il s'écoula un mélange de liquide amniotique et de sang. L'utérus était distendu par des gaz et, en faisant basculer cet organe en avant, on trouva le fœtus (enfant mâle à terme) traversant une fente longitudinale d'environ 5 pouces de longueur, commençant au col et s'étendant assez haut sur la paroi postérieure du corps.

Le fœtus, l'utérus et les organes adjacents étaient tous dans un état de putréfaction commençante. Le placenta était détaché de la matrice. Le volume de l'utérus était ordinaire, l'épaisseur de ses parois normales. Toute la surface interne du col était envahie par la maladie maligne. La limite supérieure de la dégénérescence était nettement indiquée à la partie interne du col par une ligne de tissu sain appartenant au corps de l'organe. Le vagin était aussi indemne de toute affection morbide. A la face postérieure de l'utérus du côté gauche, il existait une petite portion de tissu malade; de ce point jusqu'à la trompe et l'ovaire du même côté, il y avait de nombreuses fausses membranes.

L'ovaire droit était aussi entouré de produits d'exsudation plastique.

Comme exemple des terminaisons fâcheuses du cancer de la matrice pendant le travail, nous citerons encore l'observation suivante, dans laquelle nous trouverons signalées la perforation du vagin et la déchirure du col de l'utérus, survenues spontanément pendant l'expulsion du fœtus :

Observation XX.

Cancer de l'utérus et du vagin. — Mort du fœtus dans l'utérus. — Accouchement facile. — Perforation du vagin. — Par Oldham.

« Je vis Mistress P., pauvre femme âgée de 42 ans, le 26 juillet 1850. Mariée depuis 23 ans, elle avait eu 12 enfants et gardait la chambre depuis six semaines. Un mois après le commencement de sa dernière grossesse, elle fut prise de pertes sanieuses puis sanguinolentes, éprouva des douleurs dans les lombes, les hanches, les cuisses, de sorte que pendant quelque temps elle ne put plus se tenir ni assise, ni de bout.

Les rapprochements sexuels déterminaient un écoulement sanguin. Constipation opiniâtre. Quand ces symptômes se manifestèrent pour la première fois, la malade rechercha l'avis d'un médecin expérimenté qui lui dit qu'elle avait un cancer de la matrice, mais lui assura qu'elle n'était pas enceinte, quoique cette femme eût de sa grossesse une certitude absolue. Elle fut subitement prise des douleurs de l'enfantement le 9 juin 1850, étant arrivée, d'après son calcul, au terme de la gestation. Elle accoucha spontanément d'un enfant mort et putréfié. Le placenta fut expulsé sans difficulté. L'état général s'aggrava à partir de ce moment, les pertes sanieuses et sanguinolentes étaient mélangées de matières fécales. La malade était épuisée et se plaignait de douleurs vives inhérentes au cancer. En examinant le col de l'utérus et la paroi postérieure du vagin, on les trouvait détruits dans une assez grande étendue par l'ulcération carcinomateuse; il existait dans la paroi recto-vaginale une solution de continuité à travers laquelle passaient les fèces.

L'état d'épuisement dans lequel se trouvait la malade faisait prévoir qu'elle ne pourrait pas résister longtemps à la dépression produite par la diathèse cancéreuse.

DIAGNOSTIC.

Quelques difficultés peuvent surgir relativement au diagnostic. Deux principes doivent nous guider pour l'établir : 1° l'examen général de la femme; 2° l'exploration vaginale et rectale.

L'aspect extérieur ne nous fournit pas de renseignements bien importants avant le premier ou le deuxième degré de la maladie. Dans le troisième degré, au contraire, la patiente devient pâle, cachectique, et l'affaiblissement général nous met sur la trace du mal. Mais cette physionomie extérieure manque quelquefois même dans le troisième degré, de sorte que l'exploration par le toucher est d'un grand secours pour le diagnostic. Lorsque celle-ci aura appris la nature et le degré de l'affection, il faudra déterminer le siége exact de la tumeur.

L'exploration rectale peut servir à apprécier la portion postérieure du squirrhe à moins que la paroi recto-vaginale ne soit elle-même atteinte de dégénérescence cancéreuse.

Nous ne pouvons pas insister ici sur les différents signes qui caractérisent le cancer du col; nous rappellerons seulement que, dans toutes les périodes de la maladie, il importe de suivre les phénomènes antécédents ou concomitants : les douleurs pongitives dans la tumeur, le liquide sanieux qui s'écoule du vagin, les hémorrhagies survenant plus souvent au moment de la grossesse, et surtout l'état cachectique que nous avons décrit. Mais nous ne manquons pas d'exemples dans lesquels les tumeurs carcinomateuses, quoique révélées par beaucoup de ces signes, ont été prises pour des parties fœtales.

Nous avons été témoin d'une pareille erreur chez la femme qu'on a conduite à la Clinique et dont nous avons rapporté l'observation. Les internes d'un hôpital, où cette femme avait d'abord séjourné pendant quelques jours, avaient pris la tumeur carcinomateuse pour les fesses. Ils avaient cru à une présentation du siége, tandis que le sommet était en rapport avec le segment inférieur de l'utérus.

Dans les deux observations de Mme Boivin et Dugès (obs. 8, 9), nous voyons que la tumeur carcinomateuse fût prise, par un accoucheur et par une sage-femme, pour la tête de l'enfant. Mme Lachapelle, dans une de ses observations, s'exprime ainsi : « Le doigt introduit dans le vagin sentait une tumeur spongieuse, inégale, que je pris d'abord pour une portion de placenta, mais que je reconnus bientôt pour appartenir à la partie gauche des bords de l'orifice utérin.

M. Depaul raconte, dans ses leçons, qu'un homme déjà expérimenté dans l'art des accouchements, M. Lécorché-Colombe, chef de clinique de M. Dubois, prit une tumeur du même genre pour un placenta inséré sur l'orifice. Je crois qu'avec l'habitude du toucher et un peu d'attention, on peut toujours éviter les erreurs.

Il ne faut pas confondre avec le squirrhe un état anatomique du col de l'utérus, caractérisé par l'induration, l'épaisseur, la rigidité des lèvres du col, l'absence d'ulcération. Cette condition morbide, qui est le résultat d'une inflammation chronique, peut exister en dehors de la grossesse. On la retrouve pendant la gestation, mais l'induration diminue à mesure qu'on s'approche du terme, à cause de l'afflux du sang dans cette partie de l'utérus et de son imbibition par le produit de sécrétion des glandes du col.

Les cas de ce genre ont été classés à tort parmi les cancers avec grossesse, mais sans preuve de leur nature cancéreuse. Nous doutons qu'il y ait un observateur qui veuille affirmer, après un simple examen physique du col, quelque parfait qu'il soit, qu'il s'agit d'un carcinome, avant que la période de ramollissement soit arrivée. Quand ce processus commence, il peut être découvert par une sorte de fragilité de la circonférence de l'orifice et de la surface interne du col : ce tissu friable existant sur une base dure est très-caractéristique de l'œuvre de destruction qui commence.

Le diagnostic est complexe : il ne suffit pas de reconnaître que la femme est enceinte et qu'il existe un cancer du col ; il faut encore préciser le siége exact de la néoplasie, son étendue, son degré de résistance, sa variété, déterminer ses limites, sa forme, sa consistance, apprécier le degré de dilatabilité du col, l'état des organes voisins et du corps de l'utérus lui-même ; enfin il faut se rendre compte de l'état général de la femme et de la santé de l'enfant, car tous ces renseignements sont autant d'éléments indispensables pour formuler un pronostic sérieux et instituer une thérapeutique rationnelle.

PRONOSTIC.

Le pronostic relatif à la mère dépendra du volume, du siége, de l'extension de la tumeur squirrheuse et aussi de l'état général de la malade.

Si le produit morbide est peu développé et affecte seulement une portion du col utérin, ou s'il existe sous forme de tubercules isolés et que les forces de la femme ne soient pas épuisées, le travail s'accomplira généralement sans aide. Si, au contraire, il existe une tumeur volumineuse, l'expulsion du fœtus sera fort entravée.

Quand il est nécessaire d'intervenir avec les instruments au moment de l'accouchement, les femmes peuvent se remettre encore du choc du travail, mais pour succomber plus tôt ou plus tard à la tumeur maligne.

En outre, il est également admis, et M. Depaul est tout à fait de cet avis, que le travail hâte considérablement l'œuvre destructive de la maladie maligne. Cependant, si la tumeur est petite, si elle a supporté peu de compression au moment de l'expulsion du fœtus, elle peut progresser aussi lentement après qu'avant la parturition.

Lorsque l'obstacle au passage du fœtus est insurmontable, la rupture de l'utérus survient souvent pendant les efforts vains de la puissance contractile. Ce funeste accident a été rencontré assez souvent, comme nous le verrons dans les tableaux ci-contre :

NUMÉROS.	AUTEURS.	ACCOUCHEMENTS précédents.	ESPÈCE DU CANCER et son siége.	DURÉE DU TRAVAIL.	RÉSULTATS MÈRE.	RÉSULTATS ENFANT.	REMARQUES.
1	Dr Lever.	11	Carcinome de la lèvre antérieure.	Inconnue	Rétablie.	Vivant.	Ulcération survenue tôt après.
2	Id.	7	Id. de la lèvre postérieure.	60 h.	Id.	Id.	Maladie maligne croissant rapidement après le travail.
3	Id.	2	Id. de la lèvre antérieure.	6 h.	Id.	Id.	Maladie consistant simplement dans 4 ou 5 tubercules très-petits.
4	Id.	3	Id.	14 h.	Id.	Mort.	Tubercules larges.
5	Id.	4	Id.	7 h.	Id.	Vivant.	Même femme (maladie plus avancée.)
6	Dr Butler.	»	Id. 2/3 circonfér.	84 h.	Id.	Id.	Forceps.
7	Dr Lever.	1	Encéphaloïde ulcéré de la totalité de l'orifice utérin.	50 h.	Survécut 6 mois.	Mort.	Hémorrhagie pendant la grossesse ; large disque du col enlevé pendant le travail.
8	Dr Miller.	7	Carcinome ulcéré de la totalité de l'orifice et du col.	Incertaine.	Morte non délivrée.	Id.	Mourut épuisée de péritonite, sans avoir subi de contractions utérines d'une façon bien évidente.
9	Dr J.-M. Arnott.	2	Tumeur carcinomateuse de la partie ant. de l'orifice.	48 h.	Survécut 16 mois.	Vivant.	Excision de la tumeur. Travail rapide complété après l'opérat.
10	Dr Oldham.	4	Carcinome ulcéré du col.	20 h.	Mourut non délivrée.	Mort.	Rupture de l'utérus pendant le travail.
11	Id.	»	Id.	12 h.	Survécut un mois.	Id.	Crâniotomie. Péritonite succédant à la délivrance.
12	Id.	12	Cancer ulcéré du col et de la partie postérieure de vagin.	»	Survécut 2 mois.	Putréfié.	Maladie tr.-avancée.
13	Drs Simpson et Barry.	»	Carcinome ulcéré de l'orifice et du col.	72 h.	Morte en 3 jours.	»	Incision du col. Rien ne peut la tirer du collapsus dans lequel elle se trouvait avant l'incision.
14	Dr Lee.	»	Id.	40 h.	Morte le jour suivant.	Mort le j. suivant.	Col déchiré. Crâniotomie.

NUMÉROS	AUTEURS.	ACCOUCHEMENTS précédents.	ESPÈCE DU CANCER et son siége.	DURÉE DU TRAVAIL.	RÉSULTATS MÈRE.	RÉSULTATS ENFANT.	REMARQUES.
15	Dr Lee.	»	Carcinome ulcéré de la totalité du col.	»	Morte.	Mort.	Col déchiré. Grossesse à la fin du 7e mois.
16	Id.	»	Encéphaloïde ulcéré.	»	Survécut 6 mois.	Id.	Fin du 7e mois.
17	J. Brown.	»	Carcinome ulcéré du col et de l'orifice.	44 h.	Morte aussitôt après.	Id.	Accouch. à la fin du 7e mois. Morte d'épuisement pendant le trav.
18	Dr Routh.	»	Id.	90 h.	Morte en 6 jours.	Id.	Issue du fœtus à travers la paroi utérine. Morte de péritonite.
19	Dr Merriman.	»	Encéphaloïde ulcéré de l'orifice.	»	Morte en 6 semaines.	Vivant.	Col déchiré.
20	Id.	»	Carcinome d'une portion de l'orifice.	»	Morte.	Id.	»
21	Dr Ramsbotham.	»	»	»	Morte non délivrée.	Mort.	»
22	Id.	»	»	»	Morte 2 semaines après l'accouchem.	»	Accouch. prématuré.
23	Dr H. Davies.	»	Carcinome du col.	»	Morte immédiat. après la délivrance	»	Rupture de l'utérus.
24	Dr Denman.	»	Encéphaloïde.	»	Morte pendant la délivr.	Mort.	Embryotomie.
25	»	»	Carcinome ulcéré du col.	»	Rétablie.	»	Embryotomie. Fœtus expulsé en fragments pendant 3 mois.
26	Dr Simpson.	»	Carcinome ulcéré du col.	»	Morte en 2 jours.	»	Crâniotomie.
27	Dr Menzies.	1	Carcinome du 1/4 inf. de l'utérus.	»	Morte non délivrée.	Mort et putréfié.	La femme a continué à vivre jusqu'au 17e mois sans que l'orifice rigide vînt à céder sous l'influence des contractions utérines; morte de péritonite. Grossesse prolongée 17 mois.
28	Dr Arnott.	9	Carcinome ulcéré de la totalité du col.	»	Vécut 6 m.	Non viable.	Accouchement prématuré.

	AUTEURS.	ACCOUCHEMENTS précédents.	ESPÈCE DU CANCER et son siége.	DURÉE DU TRAVAIL.	RÉSULTATS		REMARQUES.
					MÈRE.	ENFANT.	
	Dr Guéniot.	4	Cancer végétant du col utérin qui forme une tumeur grosse comme le poing et envahit tout le reste du col.	»	Rétablie.	Non viable.	Grossesse gémellaire. Avortement à 6 m. 1/2. Extraction, débridem. pour la tête fœtale. Excision d'une portion de la tumeur grosse comme une mandarine.
0	Dr Löwenhardt.	»	Tumeur cancéreuse du col, en forme de chou-fleur.	»	Id.	Petite fille vivace.	Travail lent, mais dilatation spontanée (ergot de seigle). Forceps pour extraction.
1	Boivin et Dugès.	4	Lèvre antér. complétement dégénérée, donnant insertion à une tumeur volumineuse; lèvre postérieure saine.	»	Id.	Vivant.	Travail lent, mais spontané. Dilatation aux dépens de la lèvre postérieure. Aplatissement et ramollissement de la tumeur.
2	Id.	3	Carcinome ulcéré avec tumeur en forme de chou-fleur, envahissant toute la périphérie du col.	»	Id. momentaném., morte plusieurs mois après.	Mort et putréfié.	Hémorrhagie abondante pendant le travail.
3	»	3	Carcinome, lèvre postér.; lèvre antér. saine.	»	Rétablie.	Vivant.	Accouch. spontané. Dilatat. aux dépens de la lèvre antérieure.
34	Mme Lachapelle.	Plusieurs.	Carcinome du bord gauche de l'orifice; côté droit sain.	»	Id.	Id.	Accouchem. spontané. Quelques déchirures s'étaient produites au moment du passage de la tête.
35	Id.	»	Squirrhe de toute la périphérie.	»	Id.	Id.	Accouchem. spontané. Fissures.
36	Id.	11	Squirrhe, lèvre postérieure; lèvre antérieure saine.	4 jrs.	Id.	Id.	Présentation du siége. Fissures. Accouchement spontané
37	Id.	»	Id.	60 h.	Id.	Mort 7 m. de terme.	3 fissures. Accouchement spontané.
38	Dr Burns.	»	Carcinome de toute la périphérie du col.	»	Morte plusieurs mois après l'accouc.	Vivant.	Fisssures. Id.

NUMÉROS	AUTEURS.	ACCOUCHEMENTS précédents.	ESPÈCE DU CANCER et son siége.	DURÉE DU TRAVAIL.	RÉSULTATS MÈRE.	RÉSULTATS ENFANT.	REMARQUES.
39	Dr Depaul.	»	Squirrhe de toute la périphérie du col.	»	Morte sans être accouchée.	Mort et pétréfié.	Travail prolongé. Incision. Tentative d'extraction par le forceps. Hémorhagies répétées pendant la grossesse. Epuisement. Mort. Péritonite (autopsie).
40	Dr Scholz.	2	Carcinome du col et du segment infér.	»	Morte.	Mort.	Travail manqué. Rupture de l'utérus.
41	Dr Churchill.	7	Ulcère rongeant de tout le col.	24 h.	Morte.	Mort et putréfié.	Accouchem. spontané. Rupture de l'utérus.
42	Dr Simpson.	»	Cancer étendu du col utérin.	»	Morte sans être accouch.	Id.	Péritonite.
43	Dr Siebold.	13	Squirrhe envahissant la totalité du col.	»	Morte 2 jours après l'accouchement.	Mort 24 h. apr. la naissance.	Eponge préparée. Version.
44	Dr Malgaigne.	2	Dégénérescence de toute la périphérie du col sous forme de tubercule isolé.	»	Morte 2 jours après l'accouchement.	Mort.	Incision.
45	Mme La Chapelle.	5	Id.	»	Morte immédiat. après l'accouchem.	Mort et macéré.	Péritonite et ovarite qui avaient précédé l'accouchement.
46	Id.	5	Col squirrheux formant un anneau dur, renflé, rétréci par intervalle.	»	Rétablie, vécut plusieurs mois.	Vivant à 7 mois 1/2.	Incision, dilatation du col. Forceps.
47	Id.	»	Squirrhe de la totalité du col.	12 h.	Rétablie.	Vivant, pesant 7 livres	Forceps.
48	Dr Otto Spiegelberg..	8	Carcinome de toute la portion vaginale du col. Lèvre antér. indurée, épaisse. Lèvre postér. en voie de destruction.	»	Id.	Vivant et robuste.	Impossibilité de la dilatation après un long travail. 3 incisions. Forceps.
49	Dr Guéniot.	»	Col utérin dégénéré dans toute sa périphérie d'une manière très inégale. Tumeur à gauche.	»	Rétablie immédiatement. Morte 50 jours après l'accouchement. Cachexie cancéreuse, érysipèle ambulant	Vivant.	Impossibilité de la dilatation après 2 jours de travail. 5 incisions. Forceps.

AUTEURS.	ACCOUCHEMENTS précédents.	ESPÈCE DU CANCER et son siége.	DURÉE DU TRAVAIL.	RÉSULTATS		REMARQUES.
				MÈRE.	ENFANT.	
Dr Löwenhardt.	7	Squirrhe occupant tout le pourtour de l'orifice.	»	Rétablie. Morte l'année suivante.	Vivant.	Dilatation impossible après l'administration de l'ergot de seigle. Incision. Forceps.
Dr de Natale (de Naples).	8	Carcinome du col et du segment inférieur de l'utérus.	»	Rétablie. Mourut 6 mois après l'accouchement.	Id.	Eponge préparée. Incision. Dilatation forcée. Forceps.
«	»	Cancer du col et du segment inférieur de l'utérus.	»	Morte immédiat. après l'accouchem.	Mort.	Rupture du col et du segment inférieur du corps. Version.
Dr Burns.	»	Induration carcinomateuse de la lèvre postérieure de l'utérus.	»	Rétablie. Mourut 1 an après l'accouchement.	Vivant.	Version.
Dr Dieterich.	»	Carcinome du col utérin. Tumeur de la lèvre antérieure.	»	Morte cinq jours après l'accouchem.	Id.	Excision de la tumeur au moyen de fils galvano-caustique.
Id.	»	Carcinome du vagin et de la portion vaginale du col.	»	Morte immédiatem. après l'accouchem.	Mort.	Siége. Extraction. Crâniotomie. Crochets.
Dr Oldham.	»	Carcinome du col. Tumeur énorme.	»	Rétablie.	Vivant.	Opération césarienne.
Dr Pajot.	»	Carcinome de la lèvre antérieure et de la partie latérale droite.	»	Rétablie. Morte 2 ans après.	Id.	Forceps.
Drs Bagli et Cazal.	»	Ulcère rongeant du col et du vagin.	7 h.	Morte 5 mois après l'accouchement.	Mort.	Accouchemeut spontané. Maladie très-avancée.
Dr Levret.	»	Ulcère carcinomateux du col.	144 h.	Morte peu après l'accouch.	Id.	Accouchem. à 8 mois. Travail prolongé.
Dr Pédelaborde.	5	Cancer du col.	»	Rétablie.	Vivant; mort peu après.	Grossesse de 8 mois, inaperçue par la femme jusqu'au dernier moment. Accouchem. spontané.

De ces tableaux, il résulte que sur 60 femmes, 25 moururent pendant le travail ou les suites de couches; 35 se rétablirent momentanément pendant une période plus ou moins longue et finirent toutes par succomber aux progrès de l'affection cancéreuse dans l'année de l'accouchement ou dans la suivante. Les causes des 25 premiers décès furent : 6 fois la rupture de l'utérus pendant le travail ; 9 fois la péritonite ou l'épuisement ; 7 fois des opérations graves : incisions, version, crâniotomie, embryotomie, excision de la tumeur. Chez 3 femmes, la cause de la mort n'est pas indiquée. Sur 60 accouchements, 29 enfants vinrent au monde morts et 28 vivants. Dans 3 cas, il n'y a pas d'indications relativement à l'état de l'enfant.

TRAITEMENT.

Nous avons vu que l'accouchement peut avoir lieu par les seules forces de la nature dans certains cas favorables ; mais il ne faut pas attendre trop longtemps l'expulsion spontanée du fœtus, dans la crainte que la vie de la mère ne soit compromise par le fait des hémorrhagies, de l'inflammation de l'utérus, des ruptures de cet organe, de la péritonite, de l'épuisement général, accidents qui sont tous la conséquence d'un travail trop prolongé. L'enfant lui-même court de grands risques pendant ce retard. Il faut donc intervenir dans certaines circonstances pour sauver la vie de deux êtres voués à une mort presque certaine. Mais on est souvent très-embarrassé pour choisir un traitement convenable. Celui-ci variera avec l'étendue de la lésion, son volume et surtout avec l'état général de la mère et celui de l'enfant.

Il y a des auteurs qui ont conseillé l'*accouchement prématuré* et même l'*avortement*. L'opinion du Dr Robert Lee en faveur de cette opération est très-tranchée. « Si l'avortement, dit-il, n'a pas lieu quand la grossesse existe avec le cancer du col utérin à un degré avancé, les membranes de l'œuf doivent être perforées, si cela est possible, avant le septième mois; si la maladie est moins étendue, vers le huitième mois. » (Dr Robert Lee. *Clinical Midwifery*. Second edition, page 94.)

La ponction des membranes ne peut pas être employée toujours sans danger. En effet, chez certaines femmes, on rencontre dans l'exécution de cette petite opération, des difficultés qui tiennent à ce que le col est obstrué, au niveau de l'orifice interne, par la tumeur cancéreuse. On serait obligé de traverser celle-ci et de la rompre pour arriver aux membranes, ce qui exposerait la femme à des hémorrhagies sérieuses compromettant immédiatement sa vie.

Oldham (*Journal of medicine*. London, 1851, p. 204) et Menzies (*The Glasgow medical Journal*, p. 129) partagent la même opinion relativement à l'accouchement prématuré dans le cas de cancer du col. Ils le repoussent d'une façon générale eu égard aux difficultés que l'opération peut présenter, aux dangers qu'elle peut créer. Ils adoptent au contraire pour règle d'employer tous les moyens possibles pour permettre à la grossesse d'arriver à terme et de combattre les symptômes qui se manifestent pendant cette période.

Simpson (*Obstetric Memoirs*, vol. I, page 648) est moins exclusif que ses confrères. Voici comment il s'exprime à ce sujet : « Dans le cancer compliqué de grossesse, la conservation de la vie de l'enfant doit être la grande préoccupation du praticien, surtout s'il peut y arriver par des moyens qui ne compromettent pas directement la vie de la mère ; l'accouchement prématuré paraît réunir ce double but. Ce mode d'accouchement doit être employé quand la maladie est tellement rapide et étendue qu'elle menace de détruire la vie de la mère avant le terme complet de la grossesse ; ou si l'on craint que l'obstacle mécanique constitué par la tumeur devienne, par suite du développement de celle-ci, trop grand pour permettre le passage naturel ou l'extraction d'un enfant à terme. En même temps, comme notre intervention doit être calculée en vue de la vie de l'enfant, il faut bien se garder d'agir trop prématurément ; car, de cette façon, encore, sa vie serait compromise. L'opinion de ceux qui engagent à pratiquer dans ce cas l'accouchement avant que l'enfant soit viable, c'est-à-dire l'avortement, me paraît erronée et contraire aux règles de la profession et de la morale. »

Si l'on se décide à attendre que le terme de la grossesse soit arrivé pour intervenir, on peut employer différents moyens.

Certains auteurs recommandent les injections émollientes. Nægele, dans ses leçons, recommande les pommades dont Hippocrate faisait un si grand usage. Mme Lachapelle préconise la saignée générale. Siebold combine tous ces moyens avec la dilatation par l'éponge préparée, comme le prouve l'observation suivante publiée dans le journal de Siebold, 1828, 7e volume, p. 578.

OBSERVATION XX.

Une femme âgée de 36 ans, bien portante depuis son enfance, s'était mariée à 21 ans et avait eu treize enfants en treize ans. Le dernier était né deux ans et demi auparavant, facilement et heureusement. Depuis cinq mois, elle souffrait de métrorrhagie, d'hémorrhoïdes fluentes, de douleurs périodiques dans la région sacrée, d'une pesanteur sur le rectum et la vessie et de constipation. Elle ressentait par intervalle dans l'hypochondre droit une douleur d'une violence variable. Du reste, elle se sentait bien, n'avait pas de fièvre; elle était seulement un peu pâle.

L'examen du ventre ne fit rien constater d'anormal, si ce n'est que la région du foie était un peu sensible à la pression. Le toucher nous révéla la présence d'un squirrhe déjà avancé de la portion vaginale du col. Celui-ci était augmenté de volume, inégal, entr'ouvert. Les lèvres étaient indurées, la postérieure présentait plusieurs bosselures. L'écoulement vaginal était modéré et semblable à de la lavure de chair.

L'auteur mentionne alors tous les traitements qu'il a fait subir à sa malade : injections narcotiques dans le vagin, applications répétées de ventouses sur la région sacrée, etc. Emploi de la digitale, du mercure doux, etc. Tous ces moyens furent naturellement impuissants pour arrêter la marche du squirrhe.

La malade quitta le quartier et Siebold ne la revit que dix mois après. Elle se dit alors enceinte depuis le commencement de juin et souffrait depuis peu d'un écoulement sanguin (métrorrhagie) qui chaque jour devenait plus copieux et l'affaiblissait beaucoup. Du reste, elle ne se plaignait d'aucun autre malaise et s'était portée assez bien pendant sa grossesse.

Après avoir enlevé du vagin une certaine quantité de caillots, on sentait une tumeur squirrheuse d'une grosseur et d'une dureté extraordinaires partant du côté droit de la lèvre postérieure, se partageant en plusieurs branches et remplissant tout le vagin. La lèvre antérieure participait un peu à l'induration squirrheuse. On ne pouvait distinguer la partie fœtale qui se présentait. L'auteur prescrivit les moyens usités en pareil cas pour arrêter les hémorrhagies. La grossesse parvint sans trouble jusqu'à son terme. Le 7 mars 1826, vers 11 heures du soir, les premières douleurs apparurent et se montrèrent assez énergiques. La tumeur squirrheuse était poussée en bas profondément dans le vagin, l'orifice dévié vers la symphyse et assez ouvert pour permettre l'introduction de l'extrémité du doigt, mais aucune partie fœtale n'était perceptible. Le jour suivant, à 4 heures de l'après-midi, on sentait la tête mobile au-dessus de la symphyse. Pour ramollir la tumeur, on fit sur elle des onctions avec l'onguent napolitain mélangé avec du laudanum de Sydenham. Des injections vaginales émollientes furent faites dans le même but. Une éponge imprégnée du même liquide fut introduite dans l'orifice entr'ouvert. Celui-ci se dilata peu à peu sous l'influence de douleurs plus violentes et plus régulières. Vers 8 heures 1/2 du soir, la poche des eaux se rompait. La tête restant toujours élevée et rien n'étant plus à attendre des contractions de la matrice, on eut recours à la *version;* pendant cette opération, il s'écoula une grande quantité d'eau. Après l'extraction de l'enfant, il y eut une hémorrhagie abondante et la mère tomba dans une grande faiblesse. Nous coupâmes le cordon et procédâmes à l'extraction artificielle du délivre; des styptiques furent immédiatement employés. Le tampon put seul arrêter l'hémorrhagie, après que des injections d'eau glacée, des fomentations d'eau vinaigrée eurent échoué.

L'accouchée se remit peu à peu, mais elle était toujours dans un grand état d'affaiblissement; le pouls était à peine perceptible. Le surlendemain de son accouchement elle eut une hémorrhagie pendant laquelle elle succomba.

L'enfant, du sexe féminin, était en état de mort apparente. Il présentait plusieurs vices de conformation. Après avoir été ranimé, il mourut 24 heures après sa naissance.

Ce qu'il faut encore remarquer dans cette observation, c'est l'emploi de la *version* pour extraire le fœtus. Nous reviendrons sur cette opération quand nous discuterons les différents procédés à mettre en pratique pour venir en aide aux efforts de la nature.

Dans presque tous les cas de cancer utérin compliquant la parturition, connus et publiés, l'obstacle tient bien plus à l'induration et, par suite, à la non-dilatation du tissu qui est le siége de la maladie, qu'à l'augmentation du volume gênant l'expulsion. Et c'est précisément la raison pour laquelle nous pouvons espérer vaincre la difficulté dans la grande majorité des cas, par la division du tissu malade.

Baudelocque était de cet avis :

« Ces incisions, dit-il, sont préférables aux déchirures, toujours trop tardives alors, qui pourraient s'y faire, et n'ont jamais eu les mêmes suites. On doit leur donner plus ou moins d'étendue, selon l'épaisseur du bourrelet, qui est comme calleux, mais toujours pour que l'orifice puisse s'ouvrir convenablement. » (Baudelocque, tome II, p. 267.)

Oldham est aussi d'avis qu'il faut pratiquer des incisions, mais seulement lorsque le cancer qui infiltre le col ne constitue pas une couche épaisse ; quand la masse cancéreuse est tellement développée que son incision pourrait occasionner une hémorrhagie abondante et entraîner la mort, il faut exclure les incisions. Du reste, il ne faut pas attendre pour les pratiquer que la femme soit épuisée par des pertes où par un travail prolongé, comme nous l'avons vu dans l'observation que nous avons recueillie à la Clinique.

Ces incisions doivent être multiples, peu étendues (2 à 3 millimètres), situées de chaque côté du col. Doit-on les faire sur le tissu sain ou sur le tissu malade? Quand toute la périphérie du col est envahie, on est bien obligé de les faire sur le tissu malade. Dans ce cas, l'incision peut s'étendre au moment du passage de la tête et se prolonger jusqu'au corps de l'utérus. C'est cette raison qui avait fait combattre les incisions par Mme Lachapelle. Quand une portion seulement du col est envahie par la dégénérescence morbide, on peut choisir le tissu sain pour l'inciser, afin d'éviter le danger redouté par l'illustre sage-femme ; mais on est en droit de se demander si cette incision favorisera beaucoup la dilatation du col. Les solutions de continuité pratiquées par le bistouri suffisent quelquefois pour dilater le col et déterminer l'expulsion spontanée du fœtus comme dans le cas de Malgaigne que nous relatons ci-dessous.

On a souvent recours à l'extraction du fœtus à l'aide du *forceps*, quand la dilatation s'est faite au moyen de déchirures spontanées ou quand elle a été le résultat d'incisions multiples.

Nous citerons comme exemples les observations suivantes, dont les trois premières de Mme Lachapelle :

Observation XXII.

Catherine Dir..., femme grande et maigre, âgée de 34 ans, était accouchée déjà cinq fois avec beaucoup de facilité. Deux ans après son cinquième accouchement se déclara une nouvelle grossesse dont les commencements furent accompagnés de peines morales. Une perte de sang, qui avait commencé deux mois avant, dura jusqu'au 6e mois de la gestation; plusieurs saignées la supprimèrent; mais elle reparut à plusieurs reprises dans le huitième mois. On voit que l'époque du sixième mois, *celle du développement du col*, n'a pas augmenté les accidents. C'est qu'en effet, cette partie n'avait point cédé, comme nous le verrons tout à l'heure. Pendant les trois dernières semaines du neuvième mois, légères douleurs et écoulement d'eau peu abondant. Le 6 mai 1810, douleurs plus vives, écoulement de quelques gouttes de sang. Le toucher fait reconnaître que l'orifice utérin, fort irrégulier, est entouré de quatre ou cinq tumeurs dures, lisses, mais très-régulièrement disposées; la plus grosse est en arrière. Ces tumeurs, séparées par des intervalles sains, mais, il est vrai, fort étroits, sont un peu mobiles les unes sur les autres.

En introduisant le doigt dans l'orifice, on sent le canal du col utérin se rétrécir bientôt et acquérir moins de dureté, mais une dureté plus uniforme; il a plus de 2 pouces de longueur; au-dessus est la tête du fœtus, flottante dans l'eau de l'amnios. Les douleurs occupaient l'abdomen et les lombes, parfois elles s'accompagnaient de ténesme. Ces douleurs cessèrent et revinrent à plusieurs fois pendant les journées du 6, du 7 et du 8, la fièvre devint bientôt assez forte et l'abattement considérable.

Les bains et des demi-bains, les lavements ne soulagent point; et à peine, le 8, le col avait-il diminué d'un demi-pouce; la tête ne pressait pas sur lui davantage. Ce jour-là, au soir, des douleurs plus fortes jettent la malade dans un état d'anxiété, de pâleur et d'oppression très-alarmant, elle est couverte de sueur; le pouls est fréquent et serré. (Potion éthérée.) Le col de l'utérus n'a plus qu'un pouce de longueur; il est plus mou et les tumeurs sont plus mobiles et plus écartées. Plus tard l'orifice interne ou cervico-utérin commence à s'ouvrir; les membranes bombent. Le 9 au matin, après un demi-bain, on trouve le col effacé, formant un bord épais de quelques lignes, et laissant libre un intervalle de 2 pouces de diamètre. En arrière, on retrouve des tumeurs; en avant seulement quelques inégalités. L'abdomen est douloureux; la malade vomit des matières vertes; elle est pâle et faible. (Potion vineuse.)

A trois heures, on perce les membranes, les eaux sortent, mais les douleurs sont faibles et la tête n'avance pas.

A quatre heures, on applique le forceps sur les côtés du bassin, la tuméfaction de la peau du crâne empêchant d'en reconnaître la position. L'extraction fut facile, l'enfant était mort, l'épiderme même s'enlevait en plusieurs points.

La délivrance fut lente, mais facile, une hémorrhagie modérée la suivit, la malade pâlit et s'affaiblit encore, mais sans syncope. Bientôt, l'utérus stimulé par des frictions, se contracte; la perte cesse presque entièrement, mais néanmoins le pouls faiblit de plus en plus, la peau se refroidit par degrés, se couvre d'une sueur visqueuse, et Catherine Dir... expire le 10, vers trois heures du matin. Jusqu'au dernier moment elle avait conservé sa connaissance tout entière.

Examen du cadavre (le 11 mai). Vieilles adhérences des poumons, sérosité teinte de sang (par transsudation) dans le péricarde; cœur mou; deux taches blanches sur le ventricule gauche. Dans l'abdomen, sérosité trouble et roussâtre; enduit puriforme sur le foie et les autres viscères. Celui-ci volumineux, mou, jaunâtre; vésicule biliaire pleine de calculs; estomac et intestins distendus par des gaz; utérus flasque, mou, large et plat; ovaire gauche livide, fort gros et tout infiltré de sang;

le droit, vésiculeux et en forme de grappe serrée, contient aussi un corps d'un gris jaunâtre, plissé, festonné (*corpus luteum.*)

Vu à l'intérieur, l'utérus offre, en arrière, les traces de l'attache du placenta, marquées par les ouvertures des sinus que bouchent de petits caillots; le col, largement ouvert, inégal, offrant divers lambeaux, présente en arrière et à droite un noyau blanchâtre, gros comme une noix, et composé d'un tissu fibreux infiltré de pulpe cérébriforme. A gauche et en arrière, un autre squirrhe tout semblable, mais moins volumineux, est séparé du premier par une large déchirure qui, occupant toute l'épaisseur du col, n'a laissé intact que le péritoine; le vagin est aussi un peu entamé. Cette déchirure a 3 pouces de longueur. D'autres déchirures plus petites se voient en devant.

La vessie contient un peu de matière puriforme.

Les veines des ovaires sont fort larges, sans doute parce que cette femme a eu beaucoup d'enfants.

Le bassin est très-bien conformé.

Cette femme, comme on voit, a succombé moins aux déchirures du col qu'à la péritonite et à l'ovarite qui avaient évidemment précédé l'accouchement et qu'on peut attribuer à la lenteur et à la difficulté du travail. Quant à l'état de l'utérus, il ne faudrait pas croire qu'il était pendant la vie tel que nous l'avons trouvé sur le cadavre. Nous l'avions senti après l'accouchement fort bien contracté, mais cette contraction cessant après la mort, il a repris, comme c'est l'ordinaire en pareil cas, la laxité et l'étendue qu'il a dans l'état d'inertie complète.

Observation XXIII.

Julie Boss..., femme maigre, pâle et faible, était, comme Cath. Dir..., à sa sixième grossesse. Dès le deuxième mois, elle ressentait des douleurs utérines et des élancements, et depuis le même temps, elle était sujette à un écoulement de matières blanchâtres. Avant la grossesse, elle avait déjà ressenti quelques pesanteurs lorsqu'elle se fatiguait un peu. Au mois d'août 1819, elle était grosse de sept mois, lorsqu'elle arriva à l'hospice.

On reconnut que le col de l'utérus, dur, inégal, épais, squirrheux et ferme, était composé d'un *anneau renflé* et *rétréci par intervalles*.

Le 21 août, contractions utérines, glaires sanguinolentes, nul changement au col, même état jusqu'au 24 : alors le col est un peu ouvert, les eaux s'écoulent. Le soir, une échancrure se forme en arrière, la femme perd du sang, elle est pâle et faible ; la tête de l'enfant est basse.

Le 25 matin, la faiblesse va croissant, les douleurs cessent, l'orifice a 2 pouces et demi de diamètre ; plusieurs échancrures ou déchirures séparent les renflements de l'anneau squirrheux. Le forceps fut appliqué, non sans causer beaucoup de douleurs à la mère.

L'enfant naquit vivant, mais faible et tel qu'on devait l'attendre à sept mois et demi de grossesse.

Après la délivrance qui suivit de près (dix minutes) l'accouchement, nous sentîmes confusément les lambeaux du col, et surtout une profonde fissure en arrière ; un peu de sang sortit encore, mais il se coagulait avec rapidité.

La faiblesse et le spasme qui suivirent cette opération furent tempérés par la joie qu'avait la malade de se sentir enfin délivrée. Bientôt le pouls se releva et la santé ne tarda pas à se rétablir. Quelques mois après, nous avons su que cette femme se plaignait encore de douleurs au col de l'utérus, sans doute le cancer aura continué sa marche.

Observation XXIV.

Le 18 novembre 1809, nous eûmes à l'hospice une femme nommée Esther Phal.... Cette femme avait également un squirrhe du col de l'utérus qui, pendant *quarante-deux heures*, s'opposa à la dilatation de l'orifice. Voyant que l'espérance de cette dilatation ne se faisait même pas entrevoir, j'avertis M. Baudelocque, qui fit pratiquer en notre présence plusieurs *incisions* radiées dans les points où le squirrhe offrait sa moindre épaisseur. Après cette opération, nous profitâmes des passages qu'elle laissait libres pour appliquer le forceps et amener un garçon vivant et du poids de 7 livres. Il avait présenté le vertex dans la 1re position. Les suites de couches n'ont rien offert de remarquable.

Observation XXV.

Hôpital Saint-Louis. M. Malgaigne. — Cancer du col de l'utérus chez une femme enceinte et près d'accoucher. — Incisions latérales du col. — Difficultés de la dilatation. — Mort de la femme et de l'enfant.

Adèle Privé, âgée de 30 ans, entra à l'hôpital Saint-Louis. croyant être sur le point d'accoucher, bien que, d'après son propre calcul, elle ne fût enceinte que de six mois et demi. Elle avait déjà eu deux enfants qui étaient parfaitement venus après un travail d'une heure au plus. L'interne de garde la toucha et se convainquit que le col n'était pas dilaté, mais qu'il était le siége de tumeurs inégales, dures, dont trois du volume d'une aveline, occupant la lèvre antérieure; la lèvre postérieure en portait de plus nombreuses, mais plus petites, séparées entre elles par des sillons profonds. — Nul écoulement par le vagin, dont la muqueuse était indurée à son point d'insertion au col, surtout à droite. La malade n'avait jamais ressenti de douleurs dans cette partie, et ne se doutait point de la dégénérescence qui y existait; elle jouissait, pour tout le reste, d'une bonne santé, exécutant régulièrement toutes ses fonctions. La seule incommodité qu'elle eût ressentie dans ses grossesses précédentes, c'étaient des varices aux membres inférieurs et sur la grande lèvre gauche.

Du 29 septembre au 8 octobre, la malade alla assez bien ; dans la nuit du 8 au 9, les douleurs commencèrent, peu intenses d'abord, mais bientôt elles allèrent en augmentant. Cependant, le lendemain se passa sans que le col parût dilaté ; l'indicateur seul pouvait y pénétrer, et arrivait jusqu'à la tête du fœtus, où il rencontrait les fontanelles antérieure et postérieure.

Enfin, la poche des eaux se rompit le 10 octobre, dans la matinée, et les douleurs continuant sans que le col s'ouvrît davantage, M. Malgaigne se décida à pratiquer, avec un bistouri boutonné, deux incisions latérales, qui ne furent suivies ni d'hémorrhagies, ni de douleurs bien vives. Dans la journée, les contractions cessent : insomnie, vomissements bilieux répétés.

Le 11. Malgré les incisions d'hier, le col s'est à peine dilaté et n'admet que deux doigts ; les contractions utérines ne se réveillant point, on donne une décoction de 2 gr. de seigle ergoté, administré à petites doses, de manière à dilater peu à peu l'orifice. La tête du fœtus est descendue un peu, mais elle est violemment comprimée entre les lèvres du col. On perçoit encore les battements du cœur du fœtus.

Le 12. La malade est examinée par plusieurs chirurgiens, MM. Huguier, Monod, Morel-Lavallée, qui sont d'avis de s'en fier désormais à la nature. — M. Monod, en introduisant le doigt dans le vagin, donne issue à une quantité notable d'un liquide infect, rougeâtre, mêlé de pus et de matières fétides, rappelant l'odeur des matières fécales. D'où venait ce liquide et quelle était sa nature ? Le doigt, introduit dans le rectum, ne constata aucune perforation de la cloison recto-vaginale, et les explorations antérieures n'avaient fait reconnaître l'existence d'aucun abcès. M. Monod pensa qu'il avait pénétré avec le doigt dans un foyer siégeant à l'entrée et à droite du vagin. — La malade était si fatiguée qu'on ne voulut pas pousser plus loin l'investigation. — Point d'écoulement sanguin, mais seulement d'un liquide séro-muqueux, d'une odeur nauséabonde.—On n'entendit plus les battements du cœur de l'enfant, et la mère ne le sentait plus remuer.

Vers le soir, le col se dilata peu à peu, et il fut jusqu'à présenter une ouverture d'un diamètre supérieur à celui d'une pièce de 5 fr.

Le 13, à quatre heures du matin, la femme accoucha d'un enfant mort. Il n'y eut point d'hémorrhagie après l'accouchement. —Le placenta sortit deux heures après, sans qu'on eût exercé aucune traction sur le cordon.

L'enfant, du sexe féminin, avait tout l'aspect d'un fœtus à terme.

La malade passa assez bien la journée, et dormit même parfaitement la nuit suivante; mais un écoulement abondant et infect se faisait par le vagin; la peau prit une teinte ictérique, les forces allèrent en déclinant rapidement, et enfin la mort arriva le 17, à dix heures du soir.

Autopsie trente-six heures après la mort. L'abdomen était flasque; l'utérus, encore très-développé, offrait 16 centimètres de large sur 20 de hauteur, et les parois de 2 centimètres 1/2 d'épaisseur. Le col était déchiré; on remarquait, aux commissures, les deux incisions faites par M. Malgaigne, qui se trouvaient dirigées latéralement, sans avoir entamé le vagin, et sans arriver dans la cavité pelvienne.—Les tumeurs squirrheuses du col avaient été ramollies et déchirées par le travail de l'accouchement. — La cloison recto-vaginale était intacte; mais au point où M. Monod avait rencontré un abcès, on trouva un foyer vide à loges multiples, creusé dans l'épaisseur de la nymphe droite, et qui était caché par la saillie de la grande lèvre tuméfiée. Point de lésions dans le péritoine, dans la vessie, dans le rectum; pas de pus dans les veines utérines, hypogastriques, ovariques. Épanchement purulent dans la plèvre gauche, bien que la malade n'y eût jamais accusé de douleurs, et quelques petits points gangréneux dans le poumon gauche.

Observation XXVI.

Observation de Otto Spiegelberg. — Accouchement compliqué de carcinome du col de la matrice. — Dilatation sanglante de l'orifice. — Forceps. Enfant vivant. — Mort de la mère après dix mois.

La femme P...., âgée de 44 ans, a déjà mis au monde huit enfants naturellement, le dernier, il y a cinq ans. Il y a deux ans, fausse couche. Depuis cette époque, menstruation plus abondante. Dans l'intervalle des règles, écoulement fétide. Conservation des forces.

La dixième grossesse se passa régulièrement. Dans le dernier mois apparurent des métrorrhagies peu abondantes, du reste, mais répétées. C'est à cette époque que la femme vint réclamer mes soins. Je la vis pour la première fois le 24 mai, et trouvai l'utérus ayant le développement qui correspond aux derniers mois de la grossesse. Maximum d'intensité des battements du cœur à gauche. On ne sent pas, par le toucher, de parties fœtales à travers le segment inférieur de l'utérus. Portion vaginale du col longue et dure; la lèvre antérieure large, d'une dureté cartilagineuse, avec nodosités; la lèvre postérieure plus molle, comme abcédée et en voie de destruction. Col ouvert permettant l'introduction du doigt jusqu'à un demipouce de profondeur, où il est arrêté par un anneau ferme, dur. — La lèvre antérieure a subi une inversion, de sorte que son bord regarde en dehors, et sa face interne en bas. Dans le vagin quelques caillots; rien d'autre à signaler. Il n'était pas douteux que nous avions affaire à un carcinome encore limité du col. Comme l'écoulement de sang était faible, je me bornai à quelques remèdes anodins. Il ne revint pas avant le 1er juin, époque à laquelle se déclarèrent les premières douleurs vers le soir.

Celles-ci dilatèrent l'orifice interne dans le cours de la nuit, effacèrent le col en partie. Le matin du 2 juin, je trouvai la tête fixée dans le bassin, au niveau du détroit supérieur. La lèvre postérieure, déviée en arrière, pouvait à peine être atteinte. La lèvre antérieure était à peu près dans le même état qu'au 24 mai. Les contractions régulières, mais faibles, produisirent vers minuit la rupture de la poche des eaux, à la suite de laquelle la tête s'engagea plus profondément. — La position, d'après le maximum d'intensité des battements du cœur, était O. I. G. A. Ralentissement, pendant la nuit, des douleurs qui redeviennent fortes vers le matin. — Le 4, les douleurs devinrent si violentes, et l'orifice se dilatait si peu que je crus nécessaire d'intervenir, dans la crainte de voir survenir une rupture de l'utérus. Cette intervention ne pouvait consister que dans l'*incision* du col dégénéré, car il ne pouvait être question d'autre moyen.

Après avoir eu une consultation avec le Dr Lohmeyer, je fis avec son aide trois incisions sur le col, deux latérales, et une sur la lèvre antérieure, jusqu'à l'insertion du vagin sur le col, avec un bistouri boutonné. Comme l'ouverture qui en résulta était encore trop résistante, une quatrième incision fut encore faite dans le plus grand lambeau de la lèvre antérieure. — Une faible hémorrhagie se produisit. Les douleurs engagèrent la tête à travers l'orifice de l'utérus moins résistant; mais celui-ci ne fut pas franchi. Craignant que l'expulsion spontanée du fœtus n'amenât la prolongation des incisions jusqu'au corps de l'utérus, ou la déchirure des lambeaux taillés dans la lèvre antérieure, nous nous décidâmes, vers huit heures du soir, à appliquer le forceps. Après des tractions pénibles qui durèrent près d'une demi-heure, un enfant vivant et robuste fut extrait. Le placenta fut expulsé spontanément. — Pas d'hémorrhagie après la délivrance. — Les suites de couches furent heureuses. — La malade mourut de cachexie cancéreuse le 11 avril 1857, dix mois et demi après l'accouchement.

Donnons encore, comme exemple du succès de la méthode des incisions combinées avec l'application du forceps, l'observation suivante, inédite, que nous devons à l'obligeance de M. le Dr Guéniot, professeur agrégé de la Faculté.

OBSERVATION XXVII.

Cancer du col utérin chez une femme enceinte. — Incisions pratiquées sur le col. — Application de forceps.

Le 11 juin 1870, à la sollicitation de mon collègue Desnos, je visitai, dans son service de l'hôpital Lariboisière, une femme enceinte pour la sixième fois, et arrivée à huit mois et demi de cette gestation, avec enfant vivant.

Cette femme est âgée de 34 ans, bien conformée, de bonne constitution, ayant un teint et un embonpoint ordinaires, de bonne santé, de telle sorte qu'à la voir, on ne soupçonnerait nullement qu'elle est atteinte d'un carcinome du col utérin et même de la paroi postérieure du vagin. Elle-même ne s'en doute pas, quoique depuis quelque cinq ou six mois et plus, elle ait un écoulement leucorrhéique assez notable; il est vrai qu'il ne présente pas de fétidité spéciale.

Les accouchements antérieurs se sont faits régulièrement, le premier à l'âge de 22 ou 23 ans et le dernier il y a quatorze mois. Les enfants sont nés vivants et trois d'entre eux sont encore en vie, le dernier entre autres, qui naquit à l'hôpital de Lariboisière spontanément comme les autres; ce fut la fille de salle qui la délivra, de telle sorte que si déjà il y avait début de carcinome, la patiente n'étant pas touchée, on ne s'en aperçut pas.

L'examen des parties fait constater :

1° Utérus développé normalement comme à huit mois et demi de grossesse.

2° Col utérin dégénéré dans toute sa périphérie et d'une manière très-inégale. Le tiers gauche, en effet, présente une véritable tumeur, dure, inégale, intéressant toute la hauteur du col, proéminant dans la cavité de ce dernier, qu'elle oblitère en quelque sorte, et se prolongeant par en bas au-dessous du museau de tanche en languette, ce qui donne audit museau de tanche une forme en bec de flûte.

Les deux tiers droit et antéro-postérieur sont également altérés, mais par induration et inégalités sans grande tuméfaction. Cette portion est vraisemblablement susceptible de se dilater encore sous l'influence du travail, d'autant qu'elle n'est pas altérée dans toute la hauteur du col. L'ouverture de ce dernier est fermée, mais en forçant un peu avec le doigt on reconnaît qu'elle a la forme semi-lunaire ou en croissant, par le fait de la proéminence interne de la tumeur du côté gauche. Enfin la paroi postérieure du vagin est elle-même altérée dans sa muqueuse à la partie avoisinant le col utérin.

3° Douleurs assez vives dans l'abdomen se rattachant soit au cancroïde du col, soit à des contractions utérines préparatoires du travail.

4° La saillie du col dans le vagin est encore très-notable, cette portion vaginale n'étant pas raccourcie, et le col conservant encore sa longueur.

Le 22 juin, à dix heures du soir, je me rendis près de cette femme, qui était *en travail depuis deux jours;* les contractions d'abord modérées et espacées, s'étaient accrues en intensité, en même temps que rapprochées. Elles revenaient toutes les cinq à huit minutes environ; la patiente se trouvait dans un état satisfaisant encore, n'étant que modérément fatiguée. Toutefois la langue un peu blanchâtre, le pouls accéléré. M. Desnos était avec moi, ainsi que les internes de l'hôpital. Ces messieurs pensaient que les membranes étaient rompues, parce que du liquide s'était écoulé à deux reprises différentes du vagin. Je m'assurai qu'elles étaient encore intactes, et cette donnée me fut fort utile.

Les bruits du cœur fœtal étaient très-faibles et s'étendaient au-dessous de l'ombilic sur la ligne médiane. Le col utérin, non effacé, seulement raccourci, offrait une sorte de canal de 3 centimètres de longueur, à paroi résistante altérée, dure et plus ou moins mamelonnée, que les efforts utérins avaient été incapables de faire céder et qui offrait au doigt une fermeté très-grande. L'ouverture laissait passer le doigt aisément, mais à frottement, et l'on pouvait ainsi constater qu'en arrière et à gauche surtout l'induration pathologique s'étendait plus haut que le col, sur le segment inférieur da la matrice, et en bas sur la paroi vaginale épaissie. La tête fœtale se percevait au-dessus du col et correspondait à l'entrée de l'excavation. Par le fait du travail, la tumeur du côté gauche avait en grande partie disparu; elle était refoulée, étendue, affaissée en partie, n'offrant plus qu'une grosse masse ordinaire en arrière du col.

Opération. Me rappelant les résultats déplorables d'une extraction faite par M. Depaul à la Clinique, il y a deux ans, dans un cas analogue (l'enfant avait dû être broyé, après incision du col, et la femme mourut dans les quarante-huit heures), j'avais songé à pratiquer l'opération césarienne. Mais cette femme, qui ignorait toute la gravité de sa situation, eût été, sans doute, fort émotionnée d'une proposition de ce genre, et peut être eût-elle refusé son consentement.

Il était dix heures et demie du soir, le mari n'était pas et ne pouvait pas être averti. D'autre part, l'examen attentif de la lésion me permit d'espérer encore de pouvoir peut-être terminer l'accouchement par les voies naturelles. Si le fait de la Clinique me rappelait de sinistres présages, un cas du même genre que j'avais pu mener à bonne fin (fait de Passy avec le Dr Tenneson) me donnait, par contre, bon espoir. Je résolus donc de tenter le débridement du col et de terminer, si possible, par les voies naturelles.

Cinq ou six incisions pratiquées sur le pourtour du col, au moyen du bistouri boutonné et de ciseaux, me permirent d'agrandir l'orifice assez pour y engager facilement deux doigts.

Il y eut peu de sang perdu. Je dus, dans cette opération préliminaire, inciser jusque sur le segment inférieur de l'utérus dans la portion qui confine au col. Bref, je tentai alors une application de forceps.

La section du tissu altéré donnait, pendant les débridements, lieu à un bruit, très-perceptible à distance, de coupe de radis ou de corps fibreux. Je commençai ces débridements sans chloroforme, mais bientôt, je dus y recourir, car la patiente *souffrait* des incisions (comme du feu dans le corps), surtout quand j'incisais un peu haut vers le segment inférieur de la matrice. Celle-ci paraît donc être sensible.

Lorsque je fis l'application du forceps, je pus introduire sans de trop grandes difficultés la première branche ou branche gauche qui passe avec peine dans l'ouverture trop étroite du col, mais qui finit, grâce à une certaine pression, par passer; je la dirigeai ensuite sans peine à la profondeur et à la situation voulues. Mais à ce même moment un flot abondant de liquide sanguinolent se fit jour par la vulve. Des assistants crurent à une lésion, à une perforation de la vessie. Moi-même, un instant, je me demandai ce qu'il pouvait en être. Mais, presque aussitôt, sachant que les membranes de l'œuf n'avaient pas été déchirées, je reconnus que ce liquide n'était autre que le liquide amniotique, qui continue de s'écouler avec abondance en se mêlant au sang des incisions. La seconde branche ne pouvait être introduite dans un canal aussi étroit, il me fallut faire de nouveaux débridements sur les parties latérales du col, me guidant à gauche sur la cuillère introduite qui me permit d'inciser plus facilement. Grâce à ces incisions nouvelles, je parvins à faire passer la deuxième cuillère, mais sans pouvoir la guider du doigt, faute de place. Enfin, le forceps fut bien articulé et la tête bien saisie.

Je tirai, puis agrandis encore l'ouverture par l'incision de quelques brides que la traction du forceps rendait tranchantes.

Bref, j'obtins ainsi, sans tractions excessives, la tête fœtale qui se fraye un passage en agrandissant par dilatation et déchirure les incisions multipliées que j'avais faites.

Enfant, fille d'un développement moyen (6 livres), née en état de mort apparente (une anse de cordon autour du cou).

Insufflation. Au bout d'une demi-heure, elle est ranimée. Les battements du cœur étaient perceptibles au moment de l'extraction par l'application de la main sur la région précordiale.

Flot sanguin provenant sans doute de déchirures. Tamponnement extemporané avec compression dans le vagin. Matrice rétractée. Délivrance naturelle. Tampon retiré. Il ne s'écoule plus que le sang normal des lochies.

La femme, revenue à elle, se trouve assez bien, mais perçoit comme du feu, de la chaleur douloureuse dans le bassin ou bas ventre (résultat probable des incisions).

Par le toucher, le col est béant, déchiqueté sur tout son pourtour, avec sinus surtout marqué à droite et en arrière; mais au total il ne s'éloigne pas par trop encore de l'état du col sain qui vient d'être lacéré par le passage d'une tête fœtale. A minuit, je laisse la patiente en cet état.

L'opération avait duré en tout une heure vingt-cinq minutes.

Au total, cette observation offre de remarquables les points suivants :

1° Conception chez une femme ayant une lésion très-étendue du col utérin;

2° Développement normal de l'enfant et accouchement à terme;

3° Sensibilité du tissu utérin, perceptible, puisque les incisions étaient ressenties quand j'attaquais le segment inférieur de l'utérus;

4° Modifications dans la forme du col et de la tumeur sous l'influence du travail de l'accouchement;

5. Possibilité d'extraction heureuse de l'enfant, alors que l'opération césarienne était plus ou moins indiquée.

Cette femme a été dans un état très-satisfaisant pendant la journée du lendemain de l'opération.

Le surlendemain, 24 juin, douleurs très-vives dans le bassin et le ventre. Un peu de ballonnement; très-vive sensibilité à la matrice (métrite ou métro-péritonite) avec nausées. La patiente perd ses urines. Fièvre.

Le 25. Les accidents s'aggravent, avec altération de la face. Cependant, les jours suivants, les symptômes s'améliorent. Des injections calmantes hypodermiques sont faites en vue de diminuer les douleurs.

Ces douleurs cancéreuses existaient déjà sur la fin de la grossesse et des injections hypodermiques furent faites alors comme aujourd'hui.

Enfin, le 29 juin (septième jour après l'accouchement), les phénomènes de péritonite ont à peu près disparu; mais l'état reste grave : fièvre, *altération cancéreuse de la face*, douleurs excessives dans le bassin, fétidité des lochies, incontinence d'urine.

Enfant parti bien portant en nourrice.

Le 6 juillet, quatorze jours après l'opération, la malade continue à souffrir beaucoup et à perdre ses urines par le vagin. Elle semble maintenant être en proie à l'influence malfaisante et cachectique de son cancer, en même temps que délivrée de l'action de la puerpéralité. Abdomen affaissé et dépourvu du tympanisme des premiers jours.

1er août 1870. Mort de la malade qui a succombé ce matin à la cachexie cancéreuse, en même temps qu'à un érysipèle ambulant parti des organes génitaux (mort cinquante jours après l'accouchement). A l'*autopsie*, on trouve : 1° une portion notable de la périphérie du col, le tiers environ, encore épargnée par le cancer, contrairement à ce qui se révélait au moment de l'opération; 2° corps non envahi par la lésion; 3° large perforation de 6 centimètres de diamètre, dans la paroi vésico-vaginale ; 4° psoïtis suppurée d'un côté.

Nous ajouterons encore l'observation publiée par le Dr Lôwenhardt, de Prenzlau :

Observation XXVIII.

Cas d'accouchement avec dégénérescence squirrheuse de l'orifice et d'une partie du col utérin, dans lequel l'incision fut faite avec succès.

« La femme qui fait le sujet de cette observation m'était inconnue jusqu'au 17 octobre 1835. A cette époque, je fus appelé pour l'accoucher. A mon entrée, je fus frappé par l'aspect cachectique de la parturiente, qui se trouvait dans un état grave. J'appris des personnes qui l'entouraient les renseignements suivants : F..., âgée de 38 ans, ayant déjà eu sept enfants vivants ; assez bien portante autrefois ; seulement, depuis le dernier accouchement, difficile, qui eut lieu, il y a quatre ans, elle avait été plus souvent malade ; elle ressentait particulièrement beaucoup de douleurs autour des hanches ; des écoulements vaginaux sanieux et fétides..... Quand je pratiquai le toucher vaginal chez cette femme, je trouvai l'orifice de la matrice gonflé en forme de bourrelet et induré dans tout son pourtour, douloureux au toucher et seulement assez ouvert pour permettre à peine l'introduction de la pointe de l'index. Je prescrivis toutes les heures 1 scrupule d'ergot de seigle. Les douleurs augmentèrent deux heures après, mais sans agrandir en aucune façon l'orifice. Vers sept heures du soir, je me décidai à l'inciser. Je conduisis un bistouri boutonné le long de l'index gauche jusque dans l'intérieur de l'orifice, et, une fois en dedans de cet orifice, j'appuyai alors sur la circonférence avec le tranchant de l'instrument et j'incisai avec précaution tant que le tissu me parut induré.

Il ne se produisit ni douleur ni hémorrhagie à la suite de cette opération. Comme les douleurs cessèrent de nouveau et que la parturiente était très-faible, je fis une application de forceps qui me permit d'amener au monde un enfant vivant après quelques tractions. Une hémorrhagie étant survenue après l'accouchement, la délivrance fut faite artificiellement. Suites de couches normales; la femme mourut l'année suivante à cause des progrès de la cachexie cancéreuse.

M. le Dr de Natale, chef de clinique d'accouchements à Naples (Italie), nous a communiqué l'observation suivante :

Observation XXIX.

Cancer du col et du segment inférieur de l'utérus.—Débridements du col, application de l'éponge préparée. — Dilatation forcée. — Application de forceps.

Marie S., de Farmiola (province de Naples), réglée pour la première fois à 18 ans; depuis, toujours régulièrement. Huit grossesses à terme et cinq fausses couches. Dernière apparition des règles dans les derniers jours de février. Au moment où cette femme entre à la Clinique, on constate qu'elle est enceinte de neuf mois environ. Maximum d'intensité des battements du cœur à droite et en arrière. Par le toucher vaginal, on constate que le col de l'utérus a perdu sa forme ordinaire; il est converti en une masse dure, bosselée, sanglante, qui envahit le vagin au niveau de sa paroi postérieure. En pressant cette tumeur, on détermine une douleur vive qui s'irradie dans les aines et le pubis.

Diagnostic. Grossesse à terme. Présentation : sommet; position O. I. D. P. Cancer couvrant tout le col de l'utérus dans toute sa périphérie et une partie du segment inférieur, apportant un obstacle sérieux à la dilatation. Pendant trois jours on tient la malade au lit; le quatrième elle se lève. Le cinquième les douleurs se manifestent à quatre heures du matin. Onctions d'extrait de belladone sur le col; le soir douches d'eau tiède. Sixième jour, douleurs énergiques. Etat général de la femme un peu altéré. Battements du cœur réguliers. Bains de siége. Frictions de laudanum sur l'abdomen. Nuit calme. Le lendemain, les douleurs reprennent avec énergie; la malade est très-fatiguée. Le directeur de la Clinique appelle en consultation les autres professeurs de l'hôpital et il est convenu qu'on ferait d'abord des débridements sur le col. C'est le professeur Capuano qui pratique les incisions, puis il introduisit une *éponge préparée*, qu'il enleva quatre heures après. La dilatation était encore petite; les membranes s'étaient rompues. Les battements du cœur de l'enfant étaient un peu plus faibles. Alors M. Capuano se décida à faire la *dilatation forcée;* puis il fit une *application de forceps*. La première branche fut introduite sans difficulté, mais la seconde rencontra des obstacles dans des brides du col et du segment inférieur de l'utérus; cependant elle fut introduite et on put extraire un fœtus vivant, à terme, bien développé. Les suites de couches furent normales; la malade mourut six mois après son accouchement; l'enfant était bien portant à cette époque.

Nous pourrions encore citer un grand nombre d'observations dans lesquelles l'accouchement fut terminé par des incisions et une application de forceps. La terminaison fut heureuse généralement, la femme ne succomba que quelques mois après, des suites de son affection cancéreuse; la mort immédiate ne survint que dans les cas où la malade était épuisée par des hémorrhagies antérieures et par la cachexie diathésique, comme dans notre observation de la Clinique.

La *version* a été employée un certain nombre de fois pour évacuer l'utérus, mais c'est un procédé qui ne donne pas de résultats bien satisfaisants et qui doit être réservé pour les cas où l'épaule se présente. Si nous réfléchissons à la violence qu'il faut nécessairement employer pour passer la main à travers l'orifice utérin rigide, à la force nécessaire pour extraire l'enfant, l'uniformité du résultat fatal ne nous surprendra pas. Nous savons que cette opération a pour effet, dans les cas contraires, de sacrifier une grande proportion des enfants ; comment pourrions-nous espérer un résultat plus favorable dans ce cas où la tête et le cordon du fœtus doivent être pressés avec une force considérable, au moment où ils passent à travers l'orifice induré, dégénéré ?

Nous avons déjà cité l'observation de Siebold, dans laquelle la dilatation fut obtenue au moyen de l'éponge préparée et l'enfant extrait par le forceps.

Nous pouvons encore citer l'observation suivante :

Observation XXX.

Grossesse compliquée de cancer du col et du segment inférieur de l'utérus. — Présentation de l'épaule. — Version. — Déchirure du col et même de la partie inférieure du corps pendant l'accouchement.

Le 18 août 1836, je fus appelé en toute hâte près de la nommée X..., paysanne de 43 ans, d'une petite taille, mère de sept enfants vivants et de trois morts, dont le plus jeune était âgé de 5 ans. Cette femme était en travail depuis trois jours, pâle, presque sans forces et faisant entendre par intervalles de profonds soupirs. Le visage était abattu et couvert de sueurs froides, les extrémités également, le pouls radial faible, les carotides battaient à peine. J'appris des assistants que cette femme était pâle et se plaignait particulièrement de douleurs et de pesanteur dans les parties génitales, de flueurs blanches et quelquefois de pertes sanguinolentes, de miction difficile et de constipation.

Depuis le 15, le travail avait commencé et la parturiente se plaignait de douleurs sacrées; quelques contractures se manifestèrent. Pas d'hémorrhagies, pas d'accidents. Le col ne se dilatait pas, parce que ses parois étaient indurées, rigides, infiltrées par le produit carcinomateux, malgré l'existence de contractures violentes. Il s'écoula une grande quantité d'eau et de sang, sans que le travail avançât beaucoup.

Le toucher vaginal m'apprit que le vagin était rempli de mucosités sanguinolentes, que le col était effacé, que l'orifice utérin était inégal, induré, ouvert à peine, large d'un pouce et demi, comme déchiré, et qu'à travers se présentait la main gauche du fœtus.

J'introduisis, avec précaution, la main dans l'orifice de la matrice, près de la partie fœtale qui se présentait, ce que je fis sans grande peine. Je sentis comme une anse intestinale, puis, lorsque je voulus pénétrer plus avant, je trouvai dans la cavité abdominale le corps de l'enfant. Je saisis les pieds, je les conduisis sans difficulté et sans douleur apparente à travers la fente de la matrice dans la cavité utérine et de là à l'extérieur. Le tronc et la tête suivirent rapidement. Le placenta fut extrait immédiatement avec la main, sans qu'aucun écoulement de sang se produisît. Un nouvel examen attentif montra qu'il y avait un ramollissement évident du col et d'une partie du corps de l'utérus (à droite).

L'enfant était mort en naissant. La mère mourut une heure et demie après l'accouchement.

Dans le cas suivant, Simpson délivra la patiente par la *version* et non par le *forceps,* dans une présentation du sommet, parce que la tête était très-élevée et que ce procédé lui parut préférable en raison de cette circonstance.

Observation XXXI.

Une femme, confiée aux soins du Dr Burns, qui avait déjà mis au monde facilement une nombreuse famille, était très-empêchée dans son travail par suite d'une induration carcinomateuse de la lèvre postérieure de l'utérus. Des symptômes exigeant une intervention obstétricale se déclarèrent, au moment où l'orifice était près de la dilatation complète. L'enfant fut extrait par la version et survécut. Le col malade se déchira légèrement lorsque la tête passa et peut-être aurait-il mieux valu avoir fixé le siége de cette déchirure par une incision préalable. Le cancer marcha lentement ensuite, et la malade mourut environ une année après.

Enfin l'observation suivante nous donne un nouvel exemple de l'emploi de la version pour terminer l'accouchement.

Observation XXXII.

Cancer du col de l'utérus. — Dilatation spontanée de l'orifice. — Présentation de l'épaule. — Version. — Par Marchand (Dissertation sur les causes qui exigent l'opération césarienne. Thèse, Paris, 1816, page 15).

M.-A. Gaillard, âgée de 30 ans, avait eu trois accouchements laborieux, dans lesquels ses enfants étaient tous venus morts. Elle était au septième mois de sa quatrième grossesse, lorsque, dans la nuit du 10 au 11 avril 1816, la poche des eaux se rompit.

Le 11 au matin, je la trouvai sans douleur; le col avait presque toute sa longueur, la circonférence de son ouverture était garnie de trois tubercules saillants et très-durs, séparés par des sillons étroits; le doigt introduit dans l'ouverture du col ne pouvait parvenir jusqu'à l'enfant. En palpant l'abdomen, je trouvai que l'utérus avait plus d'étendue transversalement que de haut en bas.

Pendant la nuit et la journée du 12, il n'y eut rien de remarquable, si ce n'est l'écoulement d'une demi-pinte, à peu près, d'eau sanguinolente. M. Danyau, que j'avais fait appeler, dit qu'il fallait attendre, que le col finirait par se dilater, et qu'on pourrait alors terminer l'accouchement. A neuf heures du soir, quelques petites douleurs se firent sentir; deux heures après, le col était un peu dilaté et ramolli. On reconnut que l'enfant présentait l'épaule droite. Les douleurs continuèrent toute la nuit.

Le 13, à quatre heures du matin, les tubercules étaient entièrement effacés; à sept heures, le col était assez dilaté pour permettre l'introduction de la main. M. Danyau alla chercher les pieds et termina l'accouchement. L'enfant vécut trois quarts d'heure; la femme fut transportée à l'Hôtel-Dieu, d'où elle est sortie bien portante au bout de huit jours.

Mme Lachapelle croit qu'on peut, dans certains cas, tenter l'extirpation de la tumeur, et qu'on aurait beaucoup de facilité à pratiquer cette opération, soit pendant le travail, soit immédiatement après l'accouchement. Le vagin est alors très-extensible, le col aminci, ramolli, les noyaux squirrheux plus mobiles et quelquefois comme flottants (après l'accouchement), souvent déjà séparés de l'utérus par deux côtés. On serait plus sûr de ne rien entamer au delà des lèvres du col utérin, qui jamais ne jouissent d'une sensibilité pareille à celle qu'elles acquièrent pendant l'accouchement. L'hémorrhagie serait peut-être plus à craindre, à cause de la facilité qu'alors a l'utérus à se laisser distendre; mais je doute qu'elle soit bien considérable dans les circonstances ordinaires, et quelques styptiques l'auraient arrêtée probablement bientôt.

Il y a des cas où il est à la fois nécessaire et sans danger de pratiquer cette excision, comme on peut s'en convaincre par la lecture de l'observation suivante :

Observation XXXIII.

Tumeur maligne de l'orifice de l'utérus excisée pendant le travail. — Par James Moncrieff Arnott, chirurgien au Middlesex Hospital.

Le 4 novembre 1844, une dame vint me consulter, comme ayant une excroissance, c'est son expression, sortie de la matrice.

En l'examinant, je trouvai la lèvre antérieure de l'orifice utérin élargie et indurée, sa surface généralement lisse, mais rugueuse et granuleuse autour de l'orifice, qui était représenté par une simple fente et que l'on sentait difficilement au-dessus de sa partie élargie; le col semblait normal. L'examen n'était pas douloureux, mais il déterminait une hémorrhagie.

La malade était une belle femme de 38 ans, paraissant bien portante, mariée, ayant plusieurs enfants, n'étant pas régulièrement réglée depuis cinq mois; mais, dans cette période, elle avait eu quelques hémorrhagies momentanées qui disparaissaient rapidement. Elle avait conservé un certain embonpoint.

Comme je soupçonnais une grossesse, que le cas me parut grave, je m'adjoignis en consultation les Drs Ferguson et Locock. Il fut décidé que l'affection était une de celles qui ne pouvaient guérir que par l'ablation, et que l'état du col de l'utérus au-dessus du point malade autorisait l'opération. Nous reconnûmes que la malade était au cinquième mois de sa grossesse, et nous nous décidâmes à ne tenter aucune opération avant le terme.

Quatre mois après notre consultation, le matin du 2 mars 1845, je reçus un mot de M. Locock m'informant que notre malade était en travail, qu'il serait nécessaire d'enlever en même temps la tumeur; il me priait de me munir des instruments nécessaires.

J'appris à mon arrivée que le travail était commencé depuis deux jours, que le liquide amniotique était écoulé, que la dilatation ne faisait aucun progrès à cause de la résistance offerte par l'orifice, que la tête ne pourrait avancer à cause de l'obstacle présenté par la tumeur. Par le toucher vaginal, je trouvai la lèvre antérieure et le côté droit de l'orifice utérin occupés par une tumeur rude, rugueuse, ovale, du volume d'une grosse noix verte. Les limites étaient bien nettes, et au-dessus d'elles, aussi loin que le doigt pouvait atteindre, le tissu semblait normal. La lèvre postérieure était saine et mince.

On pouvait introduire deux doigts dans le col jusqu'à une certaine hauteur, mais au-dessus, celui-ci était complétement obstrué.

Pendant une douleur, la tumeur et l'orifice contracté de l'utérus furent poussés en bas, par la tête de l'enfant, presque en dehors de la vulve.

Je fixai les mors d'un forceps de Lisfranc dans la tumeur, et je le fis abaisser de cette façon par M. Locock. Je me proposais de faire l'excision avec un bistouri courbe boutonné, mais je ne pus suffisamment abaisser les parties pour m'en servir. Je pris alors des ciseaux courbés sur la lame, et en me guidant sur les doigts, en protégeant bien les parties, je réussis, au moyen d'incisions successives et en sectionnant franchement au-dessus, à enlever la tumeur.

Je redoutais une hémorrhagie, mais la malade ne perdit pas plus d'une cuillerée à bouche de sang. Immédiatement après, l'orifice utérin se dilata si uniformément que l'on pouvait facilement distinguer la partie opérée. Un quart d'heure après naquit un bel enfant vivant. La femme guérit bien, et un mois après, avait repris sa belle apparence de santé. La tumeur mesurait 2 pouces et demi de largeur, 1 pouce et demi de hauteur et 1 pouce et demi d'épaisseur.

Cette malade se porta bien pendant quelques mois; elle eut ensuite des hémorrhagies. Au moment de l'une d'elles, huit mois après son accouchement, je fus appelé pour lui donner des soins. En l'examinant, je constatai que la lèvre antérieure, au niveau de laquelle j'avais enlevé la tumeur, était saine, tandis que la lèvre postérieure était le siége d'une affection semblable, remontant sur le col et dépassant les limites que le doigt peut atteindre. La malade mourut en juin 1846, seize mois après son accouchement, avec tous les symptômes d'une affection cancéreuse de l'utérus. On ne fit pas l'autopsie.

Dans cette observation, l'extirpation de la tumeur réussit parfaitement bien, elle sauva la vie de l'enfant et conserva pendant seize mois la vie de la mère, mais les circonstances ne sont pas toujours aussi favorables; car ici la maladie était limitée, ne comprenait qu'une partie, une moitié de l'orifice utérin, et ne s'étendait pas jusqu'au niveau de l'insertion du vagin.

Voici un cas très-intéressant de cancer du col utérin, dans lequel la section de la tumeur fut faite avec un fil galvano-caustique :

Observation XXXIV.

(Dieterich Inaug. Dissertation. Breslau, 1868.)

F... A..., multipare (4 enfants), 37 ans. Le toucher permet de constater que la lèvre antérieure du col est considérablement augmentée de volume et indurée. L'altération se continue seulement jusqu'à l'orifice interne. — Bassin rétréci dans toutes ses dimensions.

Le 11 novembre, matin, apparaissent les premières douleurs. — Vers le soir, la tumeur fut sectionnée avec les fils galvano-caustiques. Aucune hémorrhagie. A cause de l'état d'affaiblissement de la femme, vers minuit, on fit une incision de chaque côté de l'orifice et l'enfant fut extrait avec le forceps.

L'enfant vécut, mais la mère mourut cinq jours après l'accouchement.

Autopsie. — Carcinome développé dans toute la région cervicale de l'utérus. Thromboses lymphatiques en voie de régression dans le tissu péri-utérin. Péritonite purulente de date récente.

La crâniotomie et l'embryotomie ont leurs partisans; ces opérations ont été pratiquées un certain nombre de fois dans le cas de cancer du col de l'utérus. Sur vingt-quatre cas rassemblés par Menzies, la première opération fut exécutée trois fois et la seconde deux fois.

Une femme mourut immédiatement après, et une autre deux jours après la crâniotomie; la troisième survécut un mois à l'opération. Une mourut pendant l'opération de l'embryotomie; l'autre survécut; des fragments du fœtus furent expulsés de l'utérus pendant les trois mois qui suivirent. Les conditions qui doivent être réalisées pour qu'on puisse songer à ces opérations, sont : d'abord un fœtus mort, un col épais et rigide envahi par le dépôt cancéreux, mais suffisamment ouvert pour laisser passer un crâniotome, un bassin bien conformé, des contractions utérines bien soutenues, les forces de la malade non épuisées.

Comme les cas qui réunissent toutes ces conditions sont rares, on n'aura pas souvent l'occasion de pratiquer la perforation du crâne ou la mutilation du fœtus.

Nous pouvons cependant en citer quelques observations :

Observation XXXIV.

Carcinome du col utérin. — Grossesse. — Accouchement par la crâniotomie. — Par Henry Oldham. M. D. Obstetric Physician to and Lecturer on Midwifery, etc., at Guy's Hospital. Journal of Medicine, London, 1851, p. 204.

En 1848, une pauvre femme, âgée de 40 ans environ, reçut nos soins à Guy's Hospital pour un cancer au col de l'utérus, avec des hémorrhagies revenant par intervalles et des pertes fétides, sanieuses presque continuelles.

Cette malade avait eu la syphilis quelques années auparavant et avait mené une vie dure et misérable. Son état général s'améliora sous l'influence de médicaments toniques et d'injections astringentes et calmantes. Je perdis de vue la malade. Un an après, je fus prié par M. Leadam, de Tooley street, d'aller visiter cette femme, qui était en travail d'accouchement. L'orifice oblitéré ne pouvait se dilater à cause de la présence d'une masse cancéreuse ulcérée, occupant le col qui était le siége d'un écoulement fétide. Le travail durant depuis longtemps, l'enfant étant probablement mort, le col présentant des dimensions considérables, je résolus de faire la crâniotomie. Cette opération était possible, car la tête se présentait à l'orifice et offrait une dilatation de la grandeur d'une couronne.

Après que j'eus perforé le crâne, je le vidai complétement;

les os cédèrent sous l'influence des contractions utérines, la tête s'aplatit. Je fixai le crochet à la partie interne de l'os pariétal qui se présentait, principalement en arrière. En exerçant des tractions dans cette direction, j'eus la satisfaction d'engager la tête à travers le canal étroit et à parois épaisses, dures, du col utérin. Le placenta adhérent fut extrait avec la main.

Observation XXXVI.

(2e obs. de Dietrich. Inaug. Dissert. Breslau, 1868.)

Une femme, âgée de 39 ans, ayant eu trois enfants, avait eu des pertes fréquentes pendant sa dernière grossesse, ce qui l'obligea à venir se faire soigner à la Clinique. Le toucher démontra qu'il existait un carcinome assez étendu du vagin et de la portion vaginale du col et que le tissu morbide était friable. Pendant le travail de l'accouchement, le canal cervical, de la longueur du doigt, reste longtemps sans s'effacer, sans se dilater. Du 5 au 9 janvier, il se dilata progressivement, jusqu'à acquérir les dimensions d'une pièce de 2 thalers. Pendant ce temps, l'enfant était mort. Présentation du siége. On procéda à l'extraction. Le fœtus, déjà macéré, sortit facilement, jusqu'à la tête qui fut séparée du tronc sous l'influence d'une traction qui n'était pas excessive. Son extraction fut terminée par la perforation du crâne et l'emploi des crochets. Extraction du placenta. Mort le 10 janvier.

L'autopsie confirme le diagnostic et montre en outre que la néoplasie a envahi presque tout le tissu utérin.

Il est admis en principe, dans la gynécologie anglaise, que si le travail est empêché par l'existence d'un obstacle et qu'il soit impossible de sauver à la fois la vie de la mère et celle de l'enfant, il faut sacrifier ce dernier par la crâniotomie, si ce sacrifice doit profiter à la mère, pourvu qu'il y ait un espace suffisant pour pouvoir extraire l'enfant mutilé. Eu égard à ce principe, Simpson fit une perforation du crâne dans un cas de carcinome du col utérin. Des exemples d'accouchements terminés par la crâniotomie à cause d'obstacles provenant du cancer du col, ont été rapportés par Denmann, Dorrington et d'autres auteurs anglais.

Si les forces de la patiente sont affaiblies de manière à ne pouvoir soutenir le choc des souffrances nécessaires pour extraire l'enfant par les voies naturelles, si on entend nettement les bruits du cœur du fœtus, nous croyons qu'on doit faire l'opération césarienne, qui offre un moyen prompt et certain de sauver l'enfant, tout en présentant pour la mère un danger sérieux, mais non plus grand, que l'extraction de l'enfant par le vagin au moyen de crochets appliqués sur le crâne, préalablement perforé.

La gravité de l'état de la mère doit faire pencher la balance du côté des moyens qui peuvent sauver l'enfant. L'auscultation, dans ce cas, doit être pratiquée avec un grand soin, pour bien se rendre compte de l'état de santé du fœtus, avant de prendre une résolution opératoire.

On peut voir survenir la rupture de l'utérus pendant le travail. Lorsqu'un pareil accident se produit et que l'enfant est vivant, on doit, pour sauver celui-ci, faire immédiatement la *laparotomie.*

Mais il existe des cas où un défaut de préparation et une incertitude de l'état de l'enfant peuvent laisser passer le moment où sa vie est susceptible d'être conservée. Des inhalations de chloroforme sont permises dans ce cas pour modérer les souffrances de la femme qui est vouée à une mort certaine.

Dans un cas de cancer du col de l'utérus compliquant une grossesse, Oldham plaça la malade sous l'influence du chloroforme au commencement du travail, et comme, à cause du volume de la masse cancéreuse, il était évident que l'enfant ne pourrait sortir par les voies naturelles, le chirurgien pratiqua l'opération césarienne et sauva l'enfant. La mère se rétablit et survécut quelque temps après l'opération.

FIN

A. PARENT, imprimeur de la Faculté de Médecine, rue M^r-le-Prince, 31.

www.ingramcontent.com/pod-product-compliance
Ingram Content Group UK Ltd.
Pitfield, Milton Keynes, MK11 3LW, UK
UKHW020927180726
13838UKWH00002B/792